非特異的腰痛とは何か？

Primary Care 以前に
知っておきたいこと

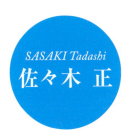

SASAKI Tadashi
佐々木 正

丸善プラネット

はじめに

　1日中、狩猟で走っているアフリカの現地人に腰痛はない。アフリカ女性は数時間でも屈んで洗濯を続けられる。この象徴的な2つの事象の中に、腰痛を訴える患者を診察する際の答えが潜んでいる。

　腰痛に関わる医師は腰痛のPrimary Care以前にその本態を十分理解し、腰痛患者の負託に応えるよう努めなければならない。その本態とは、姿勢、体型、運動についての基本的理解である。そして手術の対象となるような症例に対しても迅速かつ適切な判断が求められるだろう。

　本書は腰痛を訴える患者の85％以上を占める非特異的腰痛を主要なテーマとしている。非特異的腰痛は、文明社会の発展が遠因と言える。文明社会により莫大な恩恵を受ける反面、負の代償も大きいのである。ヒトは動物すなわち動くものの本性から離れ、必要な動きが激減した。現代社会のストレスは計り知れない。非特異的腰痛の病態は外傷のように単一ではなく、加齢、体型、姿勢、運動、環境が複雑に絡み合い発現する機能障害である。その発現様式は各自異なり、他人と比較する尺度はなく、客観的評価は難しい。したがって、各症例の機能障害の病態を正確に捉え対応することが一層求められる。

　このように非特異的腰痛の本態は主として機能的障害と考えられるが、その詳細の解明はなお向後の課題である。ただし非特異的腰痛の臨床症状は画像所見と一致しないことは今や国際レベルで一般に認められている見解であり、疼痛の本態はすべて器質的障害であるという従来からのガラパゴス的理解からは卒業すべき時に来ているのである。

　筆者は幸運にも20年間にわたり最先端の脊椎外科に従事できた。その後、33年間にわたり外来で延べ4万人の脊椎関連の症例を診療させていただいた。本書は多種多様な症状を呈する非特異的腰痛の原因、病態、治療、しのぎ方、ふせぎ方についてこれまでの筆者の臨床経験を踏まえまとめたものである。読者諸賢のご批判、そしてご活用いただければ幸甚である。

最後に本書に挿入されているイラストの制作にご協力いただいた松村ねむ氏に深謝いたします。

2017年　早春

佐 々 木　正

目　次

序　章 v

第1章　腰痛大国日本 1
 1-1　腰痛はなぜ多いのか　1
 1-2　腰痛とは、非特異的腰痛とは何か　3
 1-3　ヒトは正しい姿勢をとれるのか　8
 1-4　民族と体型および加齢による脊柱変形について　10
  1-4-1　民族と体型　11
  1-4-2　加齢による脊柱変形　12

第2章　高齢者の脊柱について知っておきたい用語 15
 2-1　ロコモ・ロコトレ　15
 2-2　サルコペニア・サルコペニア肥満　17
 2-3　フレイルとロコモ　19
 2-4　運動時コンパートメント症候群　20
 2-5　腰背部筋遠心性収縮　22
 2-6　肥満と腰痛　22

第3章　非特異的腰痛の発現機序 27
 3-1　椎間板性腰痛はどうなったのか　27
 3-2　Posterior division syndrome と仙腸関節機能障害　30
  3-2-1　Posterior division syndrome　30
  3-2-2　仙腸関節機能障害　30
  3-2-3　仙腸関節機能異常の診察法　32
 3-3　そのほかの腰痛関連痛　35
  3-3-1　Hip-spine syndrome　35

    3-3-2　筋膜症候群　36

    3-3-3　骨粗鬆症（Osteoporosis）　36

 《コラム：腰痛患者はなぜ非医師を選ぶのか》　37

第4章　腰痛患者の治療、しのぎ方・ふせぎ方 …… 39

 4-1　腰痛の治療　39

    4-1-1　受動治療　39

    4-1-2　自動治療　40

 4-2　腰痛のしのぎ方・ふせぎ方　40

 4-3　運動療法・腰痛体操　44

    4-3-1　ヨガ、太極拳　45

    4-3-2　ストレッチ体操　45

第5章　赤児は腰痛対策優等生、高齢者の師匠 …… 51

 5-1　赤児の姿勢・動作　51

 5-2　ヒトはなぜ赤児の会得したコツを捨てるのか　61

参考文献 …… 63

おわりに …… 67

■ 序　章

　日本人の「腰痛」有訴者率は、国民の10％1,200万人いる。そのうち1,000万人は非特異的腰痛と言われているが、その原因は分かっていない。「腰痛」はなぜ解決しないのか。腰痛の70％は3週間内に改善し、90％は3か月で軽快するとも言われる。非特異的腰痛の生命予後は悪くないこともあり、その病態の追及は進んでこなかった。

　「腰痛」は自覚症状であり、その評価を客観的に行うことは極めて困難である。それぞれ、腰痛発現の部位、性質、強度、経過が異なっているのである。臨床上、個々の症例を縦には比較できるが、横にはまとめにくいのである。

　一般に、病因、病態、治療を検討する上で、多種、多彩、多様の非特異的腰痛をすべて同一の「腰痛」として扱うことにスタートから基本的誤りがあり、その検索から非特異的腰痛の臨床上、役立つEBMのある結果を得ることは期待しにくい。

　本来、EBMとは与えられるものではなく、より優れた臨床業績を踏み石にして教科書である患者さんに対する臨床経験を積み重ねることで自分なりのEBMを作り上げていくべきものなのである。最近、理解が深まりつつあるNBM（Narrative Based Medicine）[1]と基本的に同じ考え方である。

　一般整形外科医は非特異的腰痛、特にその基本となる姿勢・体型・運動には興味を示さない。脊椎、脊髄専門医は、手術対象の追及に追われる。「腰痛」のうち手術対象となるred flag、神経症状の群は、非特異的腰痛の延長線上にはない。「腰痛」という症状が共通しているだけで別疾患である。手術対象の目線では非特異的腰痛は解決しない。従来、「腰痛」は器質的障害とされてきたが、近年、腰痛のうち非特異的腰痛の本態は機能的障害と考えられるようになっているからである。

　腰痛は、有症期間別では、急性腰痛（発症からの期間が4週間未満）、亜急性腰痛（発症からの期間が4週間以上3か月未満）、慢性腰痛（発症からの期間が

---

[1]　斎藤清二：［印象記］第2回ナラティブ・ベイスト・メディスン・カンファレンス、週刊医学界新聞、第2460号、2001.11.5

3か月以上）と定義される。[2]

　慢性腰痛は2つに分けて考えた方が分かりやすい。急性腰痛、亜急性腰痛から移行する従来の慢性腰痛に大きな問題はない。近年、注目されている「慢性腰痛」は、急性腰痛、亜急性腰痛の延長線上にはない。あえて言うなれば、腰痛という言葉を共有しているが、従来の非特異的腰痛とは発病から別疾患ということになる。このジャンルは、非特異的腰痛でなく特異的腰痛として扱った方が分かりやすいのではないか。「慢性腰痛」を初発から鑑別することは不可能である。

　本書では、ヒトは動物すなわち動くものであるという本質に基づいて、非特異的腰痛の発症の原因、病態、治療について解説し、高齢者の安全・安心の日常についても触れている。発症の原因としては姿勢、体型について、病態としては半関節の運動学、治療としては腰痛のしのぎ方、ふせぎ方、運動療法について、従来あまり注目されてこなかった見解を述べる。いずれも非特異的腰痛に対してPrimary Careを始める前に知っておきたいことである。

　古くは弥生時代、農耕を始めてからヒトは前傾、前屈姿勢をとり続けるようになり、腰痛が宿命となったとも言われる。不良姿勢の元祖でもある。一般腰痛では、不良姿勢の継続が腰痛発症の誘因となる。ヒトは「正しい姿勢」をとり続けられない。ゆえに、正しい姿勢は腰痛対策にはならないのである。ヒトが、日常とり続けている不良姿勢を絶つためには動き続けることが最良の解決策である。

　一般腰痛にあっては、治療以前にまず、腰痛の"しのぎ方、ふせぎ方"をぜひ身につけたい。腰が痛くなったら赤児に戻れ。基本は、動作を始める時、頭は膝の前であり、屈む時はお尻を後ろに突き出す姿勢を身につけることである。この所作にマイナスは全くない。

　80％のヒトは、人生で腰痛を経験するとも言われるが、腰痛は二足歩行のヒトの宿命ではない。動き続けない人がいかに多いかということであり、理想の姿勢をとり続けられないのがヒトの宿命である。ヒトの性悪説に対して宗教があるように、不良姿勢をとり続けないようにするために古来よりヨガ、太極拳があり、そこから近代に派生したピラティス、ストレッチング等があるのであろう。

　ヒトは、終生動かなければならないのである。

---

[2] 日本整形外科学会、日本腰痛学会監修：腰痛診療ガイドライン、南江堂、東京、1-73、2012

第 1 章　腰痛大国日本

1-1　腰痛はなぜ多いのか

　国の調査（国民生活基礎調査、平成22年）によると、国民の約10%が腰痛を訴え、さらに約10%に肩こり等があるという。合算すると2,400万人になる。本当であろうか。文明国の腰痛発生頻度も有訴（者）率の上位にはあるが、日本ほどのことはない。

　ところで、戦時中鉄砲玉が飛び交う時、戦中いつ爆弾が落ちるか分からない時、戦中、戦後、食料不足で明日の命が保証されない時、腰痛を訴える人がそんなにいただろうか。いるはずがない。なぜだろうか。

　ヒトは、身体がある種のストレスにさらされた時、交感神経が活性化され、痛み閾値が上昇し、それに伴い脳内オピオイドも上昇していることが報告[1]されている。ストレス鎮痛と呼ばれる痛み抑制である。戦中、戦直後に、腰痛が少ないことの説明の一部とはなろう。

　一方、現代に腰痛が多いのはどうしてか。その要因として、人口構成の超高齢化、和式から洋式への生活様式の変化、文明社会の進歩・発展、世情の変化、日本人の気質、時代、年齢による愁訴の違いなどが挙げられる。

　しかし、それだけではあるまい。戦時下、戦直後の強烈なストレスとは異質なストレスについても注目する必要がある。NHKスペシャル[2]によると、キラーストレスの科学的解析で、断続的に続くストレスは記憶力と想像力を介してマインドワンダリングにより増大するという。キラーに至らない腰痛発症に関与するレベルのストレスにも当然注目しておく必要があろう。整形外科医は対処法としてのコーピング、マインドフルネスという用語も理解しておいた方がよいであろう。

　コーピングは、ストレスコーピングとも呼ばれる。ストレス要因や、それがもたらす感情に働きかけてストレスを除去したり、緩和することである。具体的には改めて提案するほどのことではなく、野球場、サッカー場で大声を出して応援

する、ライブで思いっきり歌う、声を出して大笑する、スポーツに熱中する・楽しむ、ヨガ、太極拳の修行、ジムのトレーニング等々、日常すでにやっている気分転換であり、憂さ晴らしであり、さらに日常を豊かに、健康維持・増進を目指せればなお良い。種類が多いほどよく、推奨されるその数は100通りとも言う。強化することをお薦めいただきたい。

マインドフルネスは、ヨガ、太極拳の呼吸法と同一の考え方であり、ヒトの身体活動の基本である。赤児の呼吸法である。

さらに、近年、注目される「慢性腰痛」の発症と遷延に心理社会的因子が関わるエビデンスがあると言われる。Kikuchi[3] は、腰痛とは「生物・心理・社会的疼痛症候群」として捉えるべきであると報告した。半場[4] は、慢性疼痛と中脳辺縁系 dopamine system との関連を示唆している。Apkarian[5] はこの領域の MRI 画像の解析から、腰痛の責任部位は腰ではなく脳であると言う。一般には、脳の視床の活性化が先行するが、この領域では視床は活性化されず、前頭葉の一部だけが活性化されるという。非特異的腰痛のすべてでなく「慢性腰痛」のうちどのくらいが該当するかは予測し得ないが、病態のわかった症例は特異的腰痛として扱った方が理解しやすい。このように扱うことで、慢性疼痛に精通した精神科医との共同診療が不可欠になる。

ところで大戦後70年、わが国の生命寿命は順調に延び女性86歳、男性80歳に達した。一方、健康寿命との差は広がり、その間が介護対象となっている。その対策としてロコモの概念の導入が不可欠となるが、ロコモ以前に、すでに Breslow[6] は健康寿命を実現するため、7つの生活習慣（表1.1）を提唱していることも知っておきたい。

ロコモ、ロコトレ等々、高齢化社会の診療において理解しておかなければならない用語については第2章でまとめて解説する。

表1.1　ブレスローの7つの健康習慣

1. 喫煙をしない
2. 定期的に運動をする
3. 飲酒は適量を守るか、しない
4. 1日7～8時間の睡眠を
5. 適正体重を維持する
6. 朝食を食べる
7. 間食をしない

（出典 Belloc, N. B., Breslow, L.：*Prev. Med.*, 1（3）：409-21, 1972）

1-2 腰痛とは、非特異的腰痛とは何か

　腰痛と言えば、民間用語として「ぎっくり腰」がある。あえて言えば急性腰痛症である。古来、北は北海道から南は九州に至るまで同義語がある。ぎっくら腰、びっくり腰、きっくら腰、ぎっくらせんき、せんきが入る、きんより腰、しっくり腰、腰を違わした等々、いろいろな表現がある。時代によらず、全国にわたり、国民を悩ませる状態であることが推察される。しかし、その病態はなお十分に明らかにされていない。なお、慢性経過の腰痛を表現する、民間に共通した用語はない。

　腰痛の腰とはどの部分か、国によっても大分認識が違うが、日本語の「腰」という漢字は月偏に要（カナメ＝重要なところ）であり、本来、偏の月は肉づきと言って身体のことであるから、腰は身体の要となるところ、すなわち上半身と下半身の繋ぎ目である背中の下半分＋殿部と理解できる。通常、腰の上は第12肋骨、下は殿溝とするのが一般的である。

　腰痛とは、腰の痛みだけでなく、重さ、張り、不快感、違和感、しびれ感等の異常な感覚をまとめたものとして使われる。下肢（アシ）の症状も腰痛に含めて使われることが少なくない。

　ところで、腰痛の部位、性質、程度は定まらない。ピンからキリである。痛みの評価は重要だが、痛みはあくまでも自覚症状であり、第三者がその評価を客観的に行うことは非常に困難であると言われる。

　診断にあたっては、まず危険信号（red flag）（表1.2）の症例を選別しなけれ

表1.2　重篤な脊椎疾患（腫瘍，炎症，骨折など）の合併を疑うべき red flags（危険信号）

- 発症年齢〈20歳または〉55歳
- 時間や活動性に関係のない腰痛
- 胸部痛
- 癌、ステロイド治療、HIV*感染の既往
- 栄養不良
- 体重減少
- 広範囲に及ぶ神経症状
- 構築性脊柱変形
- 発熱

*HIV：Human Immunodeficiency Virus
（出典 日本整形外科学会医療システム検討委員会：整形外科医のための保険診療 基礎知識　医業類似行為関連Q&A, 1-25, 2006）

表 1.3　神経根障害の合併を示唆する症状

- 片側の下肢痛が腰痛よりも強い
- 足部や足趾に放散する疼痛
- 同じ部位のしびれと感覚麻酔
- 下肢伸展挙上テストの陽性

(出典 日本整形外科学会，日本腰痛学会監修：腰痛診療ガイドライン，南江堂，1-73, 2012)

表 1.4　神経障害性疼痛の見極め

明確に神経障害性疼痛と診断される痛み
神経解剖学的部位に局在していて，次の診断基準の少なくとも 2 つを満たす痛み
✓疼痛部位のすべてあるいは一部に感受性の低下がある。
✓現在あるいは今までに，神経損傷を引き起こすことが知られている疾患，あるいはそれに関連した痛みを経験した。
✓神経生理学的，外科的，あるいはニューロイメージングで神経損傷が確認された。

神経障害性疼痛と診断される可能性が低い痛み
次の診断基準の少なくとも 2 つを満たす痛み
✓痛みは神経解剖学的部位にない。
✓現在あるいは今までに，侵害受容性疼痛を引き起こすことが知られている疾患を経験した。
✓感覚低下がない。

(出典 Rasmussen, P. V., et al.：Pain 110 (1-2), 461-469, 2004（三木健司：第 11 回慢性運動器疼痛治療薬の使用法，日本リウマチ財団ニュース，136, 2016))

ばならない[7]。次に，神経症状を伴う腰痛を選別し，精査，加療とする。危険信号，神経症状を合併しない一般的腰痛が非特異的腰痛であり，腰痛の 85％を占めると言われる。

腰痛診療ガイドライン[8]に神経症状で神経根障害の合併を示唆する 4 点を挙げ（表 1.3），Rasmussen[9] は，神経障害性疼痛の見極めを列挙している（表 1.4）。

下肢の愁訴では，神経根障害（馬尾障害を含む）と関連痛との鑑別が不可欠である。神経脱落症状があること，痛みが神経解剖学的部位にあることを見極めた上で鑑別されるべきである。

しかし，一般には，殿部，下肢痛の関連痛を神経障害と捉えられていることが多い。臨床上，殿部，下肢の関連痛の方が神経脱落症状を示す神経障害よりはるかに多い。神経脱落症状のうち運動障害の有無は，S1 レベルで片側つま先立不能，L5 レベルで片側踵起立不能，L3,4 レベルで膝くずれの有無を調べることで容易に鑑別できる。下肢の反射，下肢の筋委縮についても調べる。疼痛，しびれ感については，その領域が解剖書に記載されている各神経節支配領域に一致しているか否かで鑑別できる。

主訴としての腰痛，下肢痛の大部分は関連痛（原疾患より離れた部位に感ずる痛み）であることは，古くから言われている。したがって，原疾患あるいは発痛

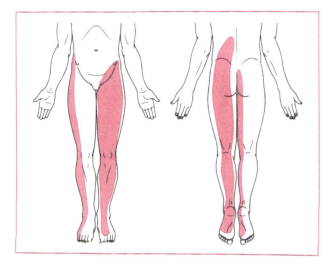

図 1.1　仙腸関節からの下肢への関連痛およびしびれの部位
(出典 片田重彦ほか：仙腸関節機能障害　AKA－博田法による診断と治療，南江堂，2014)

部位が、複雑な腰部諸機構のどの部分に存在するか見極めることが、腰痛下肢痛の診断・治療にあたってもっとも重要である。Kellgren[10]は棘間靭帯、Feinstein[11]は傍脊柱筋、Smyth[12]は神経根、河村[13]は後縦靭帯、中川[14]は椎間関節を刺戟して、殿部〜下肢の放散痛、関連痛を検索した。博田（2007）[15]は、仙腸関節からの関連痛を詳細に調査し、AKA－博田法によってこれらの関連痛が消失することを確認し、関連痛の分布を示した（図1.1）[16]。各検査の放散痛、関連痛の結果は互いに重積し、特異ではない（図1.2, 1.3）[17]。すなわち、関連痛の部位から逆に関連痛を発現する機能障害部位を特定できないのである。

「関連痛」の概念は、Martyn[18]の論文に始まるとされている。障害部位から離れたところにも現れる痛みの存在である。関連痛発現のメカニズムは十分に解明されているとは言えない。「関連痛」の発現メカニズムで比較的知られている「収束投射説」は、脊髄における痛覚伝導路である二次ニューロンに内臓からの痛覚一次ニューロンと、皮膚からの痛覚一次ニューロンが収束しているために関連痛が起こるとする説である。片田[16]は関連痛の成立について、最初の痛みが損傷部位の感覚中枢にシナプスを介して伝達されると、その痛覚中枢の感受性が亢進する。その後は、その痛みを感じた痛覚中枢は痛みを感じやすくなる。少し遅れて非シナプス性拡散性神経伝達が起こり、神経伝達物質が脳の痛覚中枢に届く。神経伝達物質はシナプス性伝達で感受性の高まった痛覚中枢で痛みを感じさせるとともに、拡散してその周辺にも痛みを伝達する。これが関連痛となると述べ

第1章 腰痛大国日本

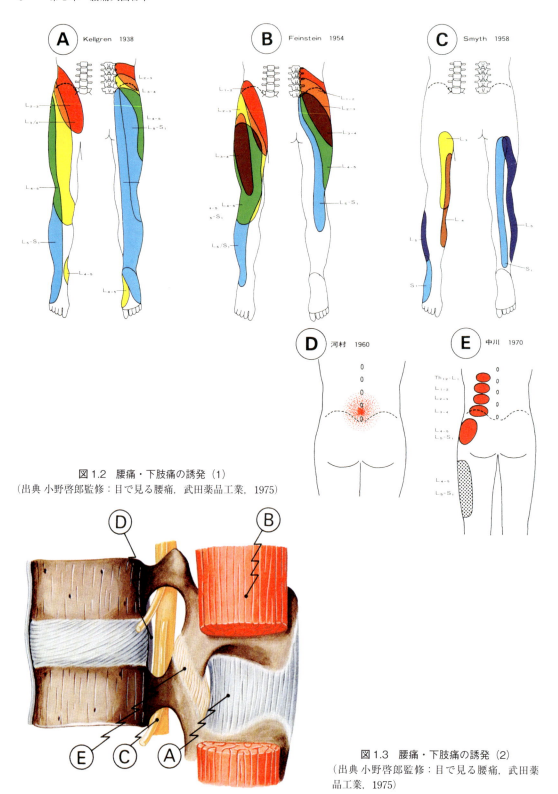

図1.2 腰痛・下肢痛の誘発（1）
（出典 小野啓郎監修：目で見る腰痛，武田薬品工業，1975）

図1.3 腰痛・下肢痛の誘発（2）
（出典 小野啓郎監修：目で見る腰痛，武田薬品工業，1975）

いる。関連痛の発現メカニズムの解明はなお向後の課題である。

　非特異的腰痛とは何か。その病態は「機能的障害に起因する関連痛」であり、器質的障害ではない。すなわち画像に所見がないのである。現時点では大まかに上記のように理解される。さらに、非特異的腰痛の解決に向かって、機能的障害の具体的病態と、関連痛発現のメカニズムの解明・理解が求められている。

　一方、慢性の「痛み」の病態[19]から考えて、侵害受容性疼痛か神経障害性疼

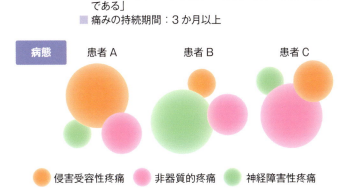

図1.4　慢性疼痛の定義

（出典 三木健司：第11回慢性運動器疼痛治療薬の使用法，日本リウマチ財団ニュース，136，2016）

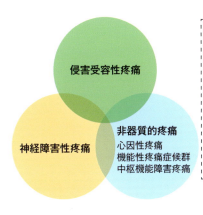

器質的疼痛

侵害受容性疼痛
・炎症や組織損傷によって生じた発痛物質が末梢の侵害受容器を刺激することによって生じる痛み
・きわめて限局的な痛み
　内臓組織が関与している場合はより広範

神経障害性疼痛
・体性感覚神経に対する損傷や疾患によって引き起こされる痛み
・持続的な痛み
・灼けつくような痛み
・電気ショックのような痛み

非器質的疼痛
・機能性疼痛症候群や心因性疼痛が含まれる
・説明しうる器質的病変がないにもかかわらず訴えられる痛みや，器質的病変は存在するが，それにより十分説明しえない痛み

図1.5　痛みの機序による分類：器質的疼痛と非器質的疼痛

（出典 三木健司，史賢林，行岡正雄：運動器慢性疼痛に対するノイロトロピンとプレガバリンの併用療法，*Pharma Medica* **32**（5），99-103，2014）

痛かを見極める必要がある。病態によっては混合性も存在する。器質的疼痛である侵害受容性疼痛と神経障害性疼痛以外にも以前は心因性疼痛とされていた非器質的疼痛が注目されており、この3つの疼痛が混合している割合が患者それぞれで異なることで（図1.4）[20]、治療が難しくなる。近年、非器質的疼痛の中に心因性疼痛、機能性疼痛、中枢機能障害性疼痛が含まれるという考え方がある（図1.5）[19]。非特異的腰痛は、上記の非器質的疼痛の中でも主体となる機能性疼痛に該当するのではないだろうか。

　一般腰痛にあっては、各国で初診時のルーチンの画像検査は推奨されておらず、臨床症状と画像所見が一致しないことは広く認められつつある[21]。機能性疼痛が一般腰痛の本態であることを伺わせる。

　非特異的腰痛という用語は傷病名ではない。腰痛という広い概念にすぎず、従来使われてきた腰痛症という症状名に等しい。何も病態を表しているわけではないのである。

1-3　ヒトは正しい姿勢をとれるのか

　ヒトは、正しい姿勢をとり続けることができるか？　その答えは「できない。」である。

　古来、正しい姿勢をとるようにとよく言われる。1978年の第14回SICOTT（国際整形災害外科学会）の組織委員会から出された「整形外科医からのあなたにもできる健康の10訓」（表1.5）のトップに健康は正しい姿勢から（これは健康の基本）とある。いたって分かりやすいキャンペーンのようだが、実はこれは難問である。

　正しい姿勢をとりなさいと言う人は、おそらく自身正しい姿勢をとっていない人であろう。なぜ難しいか。正しい姿勢は、理想の姿勢をとり続けることである。正しい姿勢とは、例えばヨガの立ち位、座位の基本姿勢をとることである[22]（表1.6）。この基本姿勢では、ほとんどすべての仕事ができない。日常生活においても然りである。

　ヒトは95％以上の仕事あるいは日常生活で、終日、頭を下げ（前屈）身体を前に傾けている（前傾）。ヒトはこのような共通した悪い姿勢に長時間耐えるような構造になってはいない。

　ところで、ヒトは日常、特に正しい立ち方、座り方に注意を払っていない。まして、正しい姿勢をとり続けることはあり得ない。ヨガの修行のアサナ（ポーズ）

表 1.5 あなたにもできる健康 10 訓

1. 健康は正しい姿勢から…
   （これは健康の基本）
2. 骨の老化を防ぐ牛乳一杯
   （骨は生きている。牛乳一杯でカルシウムの補給を）
3. 肩こり、腰痛の予防に 5 分の体操
   （毎日 5 分の体操か、ナワ飛び 50 回程度が理想）
4. 重いものは、ヒザを曲げて持ち上げよう
   （体にひきつけ、ヒザを曲げてから持ち上げる）
5. 原因不明の骨の痛みは、まずレントゲンで診断
   （痛みは骨折のほか腫瘍・代謝障害からくる場合もある）
6. 生後 3 か月までに手足の検診
   （先天性股関節脱臼は早期治療で完治する。脳性マヒも軽症ですむ）
7. おむつは脚を開いたままで
   （股関節脱臼の予防には股を開いた状態でおむつをあてる。背におぶう場合でも同じ）
8. 子供のスポーツで過度・高度のテクニックは危険
   （未発達の子供の骨にウルトラ C は危険。骨・関節の発達段階に応じたトレーニングが理想）
9. 転んで立てない場合は骨折を疑え
   （特に老人の場合）
10. 安静は局部に限れ
    （老人の過保護は治療を遅らせる）

（出典 第 14 回国際整形災害外科学会議組織委員会）

表 1.6 ヨガの基本姿勢

(a) 立ち位の基本姿勢	(b) 座位の基本姿勢
●まっすぐに立ちます。 ●つま先、足首、踵をつけて、両足を揃えます。 ●全体重が、均等に両足に載っていることを感じます。 ●両膝小僧を引き締め、ひざを引き上げます。 ●大腿骨と脛骨を一線上にします。 ●両太ももの前面を後ろに押します。 ●背骨をまっすぐ上へ伸ばし、胸を引き上げます。 ●腕を身体の両側に、お尻の横までまっすぐ下へ伸ばします。 ●両肩の骨を後ろへ回し、肩胛骨を中に入れるようにします。 ●首はまっすぐ、頭も真っすぐに。 ●前を見ます。	●床に毛布を敷きます。 ●両脚を前にまっすぐ伸ばして、背中をまっすぐにして、毛布の上に座ります。 ●両太もも、両脚を揃え、つま先は天井を向きます。 ●坐骨の上に正確に座り、体重を両方のお尻の上に均等にかけます。 ●両膝の裏側を床の方に押します。 ●両腕をまっすぐにして、両手をそれぞれお尻の横に置きます。 ●肩の骨を後ろへ回します。 ●背骨、腹部、上体を引き上げます。 ●胸骨を頭の方へ引き上げます。首と頭はまっすぐに、目の高さで前を見ます。 ●座位の基本姿勢に、脚のいろいろな動きが組み合わされます。

（出典 初めて出会うヨガ イン アクション，保育出版社，2008）

は、立ち方、座り方で正しい姿勢のとり方に注意を向けさせてくれる。修行をたゆまず積み重ねることで、四六時中正しい姿勢を意識できるようになると言われる[22]。

また、太極拳の呼吸法である気功においても姿勢が正しくないと静かでゆったりした呼吸はできない。静かでゆったりした呼吸でないと雑念を払って一つのことに集中する心は生まれない。雑念のない集中する心でないと正しい姿勢を保つことは無理としている[23]。ということは、ヒトは日常、正しい姿勢をとり続けられず、不良姿勢をとり続けていることになる。したがって、正しい姿勢をとり続ける至難の業を求めるより、いかに不良姿勢を続けないようにするかが課題である。ヒトは、動物すなわち動くものであるから、動き続けて不良姿勢を断ち切ることが最良の解決策である。

　これまでの成書やパンフレットのほとんどすべてで、正しい姿勢を保つことが強調されている。さらに、正しい動き方まで指示している。ヒトは日常正しい姿勢を意識していないし、まして正しい動き方なんて全く考えていないのである。できないことを指示しても実行されるはずはない。不良姿勢をとり続けないように、動き続けることだけ指示していただきたい。ストレッチング、姿勢の変換、我流の体操などいずれでも不良姿勢を断ち切ればよいのである。不良姿勢をとり続ける動物はヒト以外にはない。ヒトは、動物すなわち動くものである。動きをなおざりにしてはならない。

　動き続けていないと、日常、不良姿勢はいつでも起きる。長く座っていると腰が落ちる。立っていても尻が落ちる。下を向いて歩くと腰が丸くなる。どうしても動き続けられなければ30分に1回、目線を上げて深く息を吸うだけでもよい。胸が引き上げられ、背筋が伸びる。腰椎前彎を保ち続けることがポイントになる。

　ハイヒールを履くと背中はスウェーバックになり、下腹部が前に出やすく、足はつま先立ちで不安定になる。年をとると履けなくなるのも無理はない。

　正しい姿勢をとり続けられないこと、すなわち不良姿勢のもたらすものが腰痛であり、頸腕障害である。いずれも症状群であり、包括的な概念であって傷病名ではない。

1-4　民族と体型および加齢による脊柱変形について

　脊柱は、身体の真ん中にはない。後ろにある。骨盤との連結も後部にある。内臓器はすべて脊柱の前にあり、脊柱を支える筋肉の90％は脊柱の後ろにある。脊柱から見ると前方に内臓器の大きな荷物を抱える腰に負担のかかりやすい構造である。下腹が前方に突き出ると負担はさらに大きくなる。

　体型については、胎内の脊柱は全体がC型である。生後3か月頃、頸が据わ

り、頸椎前彎が出現する。その後、座位、立位、歩行を経て胸椎後彎、腰椎前彎が形成され、全体としてS字状脊柱の配列（体型）が完成する。1年かけて重い頭を支え二足歩行が可能となる。このヒトの構造が、前述の姿勢と連携して複雑な日常生活において機能破綻を起こすのである。機能破綻を回避するには「はじめに」に述べた、アフリカ現地人のように動き続けることである。

　赤児の頭の重さは体重の30％ある。力の弱い体幹、下半身で受けて立つまでに1年かかるのである。腰の機能障害の状態も、赤児のハンディキャップに共通する状態と考えられる。腰痛の解決策は、本能に従う赤児の動きに戻れということになる（5章参照）。

1-4-1　民族と体型

　体型は民族により先天性、あるいは後天性の環境因子等により差異がある。体型は姿勢と関連する。本書「はじめに」に、アフリカ現地人の女性が何時間も屈んで洗濯を続けられると述べた。脊柱、骨盤、下半身の構造上（図1.6）、屈んだ時に自ずとお尻が後ろに突き出る。腰椎は前彎位を保つため、頭が前方にあっても体重は後方、踵にかかり安定する。日本人の体型は構造上、屈む時に意識しないとお尻を後ろに突き出しにくい。前屈位では腰椎後彎となり、頭は下がり、体重はつま先にかかる。この姿勢では長時間耐えられない。屈む姿勢は日常生活において不可避であり、さらにすべてのスポーツのスタートに共通する基本姿勢でもあり、非常に重要である。アフリカの現地人はこの姿勢を無意識にとれ、長く保持できるメリットは大きい。日本人は屈む時、構造上の弱点を勘案し、お尻を後ろに突き出す。さらに股関節を内に押し込む二段構えをとり、顔を前に向けるようにすると屈む姿勢を長く保持可能となる。ヨガで屈む時のポーズ（アサナ）の基本の型である。

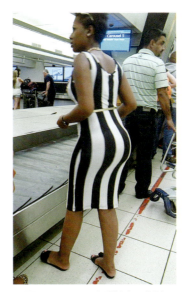

図1.6　アフリカ現地人の体型

　アフリカ現地人と日本人の差は何か。アフリカ現地人は屈んだ時、腰椎前彎が保たれているため腰背筋に過剰負荷がかかりにくく、筋の遠心性収縮（2-5節参照）を免れる。そのため長時間腰痛なしに同一姿勢を保てるのである。その間、仙腸関節は"しまりの位置にあり"（3-

2-2 項参照)、最小限の力で同一姿勢を保持できると考えられる。消耗しないのである。一方、日本人は、屈んだ時に腰椎後彎になりやすく、腰の筋に遠心性収縮を招来しやすいので、屈んだ姿勢を保ちにくいのであろう。仙腸関節も"ゆるみの位置にある"(3-2-2 項参照)ため長時間保持しにくいと考えられる。

1-4-2 加齢による脊柱変形

脊柱変形についても高齢化で50年前には予測しえなかった変化が発来している。「姿勢の悪さ」とは異なり、姿勢を正しても治らないのが脊柱変形である。変性脊柱後彎症、変性脊柱側彎症であり、進行性であることが多い。日本人の高齢者は腰痛前彎減〜後彎、欧米人は上部胸椎後彎増が多いとも言われる。

高齢者の加齢による脊柱変形について仲田[24]は、老人姿勢を伸展型、S字型、屈曲型、手膝上型に分類した。S字型以外は腰椎椎間板変性型が主体であり、S字型は胸椎圧迫骨折が主体であるとしている。さらに、老人は骨盤を後傾して脊柱変形を代償していると述べている(図1.7)。

戸山[25]は、骨粗鬆症圧迫骨折と脊柱変形について、次のように分析している(図1.8)。

①円背、凹円背は多発骨折と関連し、腰椎の変形性変化は少ない。
②全後彎は、胸腰椎〜腰椎の圧迫骨折と椎間板変性による。
③亀背は、胸腰移行部の高度の圧迫骨折による。
④平背は、腰椎部の軽度圧迫骨折と椎間板変性が主。
⑤凹背は、胸椎部に楔状扁平椎が多い。
⑥老人の不良姿勢は、脊椎圧迫骨折と腰椎椎間板変性により決定される。

井樋[26]は、脊柱変形と体型・姿勢の変化について、頻度の多い胸腰椎移行部の椎体骨折では、胸椎後彎が増大し、腰椎の前彎で代償する。椎体圧迫骨折が腰

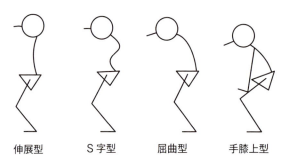

図 1.7 高齢者の姿勢の分類

(出典 仲田和正ほか:高齢者の姿勢, 別冊整形外科, **12**, 141-147, 1987)

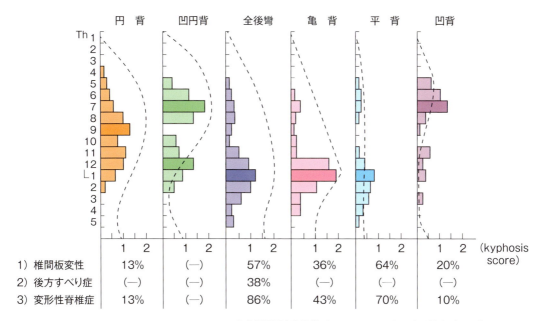

図1.8 脊椎圧迫骨折と脊柱変形との関係
(出典 戸山芳昭ほか：骨粗鬆症に伴う脊椎圧迫骨折と脊柱変形, 別冊整形外科, 12, 7-13, 1987)

椎に及ぶと代償にかかわる腰椎の数が減少するため十分に前彎を作ることができなくなる。その場合、骨盤を後傾することにより代償能を発揮する。しかし、この時、股関節が伸展位を強制される。この股関節伸展能力を上回る骨盤後傾が起こると股関節伸展は限界にきているので、大腿骨も骨盤とともに後傾（屈曲）し、膝を曲げた姿勢になる、と述べている。

小沢[27]は脊柱後彎について、骨粗鬆を基盤とする多発性椎体圧迫骨折の遺残変形が主であり、多発性椎間板変性、サルコペニア（2-2節参照）による脊柱保持能力低下が従となる。

腰・背部痛は、主として脊柱変形のため背筋への過剰負荷となり背筋の遠心性収縮（2-5節参照）で起こるという。後彎による背筋内圧上昇も腰背痛の原因となる。変性脊柱側彎の進行の要因はまだ明らかにされていない。

道川ら[28]は、運動器、感覚器の機能低下が将来の健康度とどのように関連しているのか明らかにするコホート研究を行った。運動器では、スパイナルマウスを用いた非侵襲的な脊柱後彎変形の評価（胸椎彎曲角、腰椎彎曲角、仙骨傾斜角、脊柱前傾角）から、測定される4つの指標のうち特に脊柱の前傾姿勢と日常生活動作の低下との関連が示されたという（図1.9）。

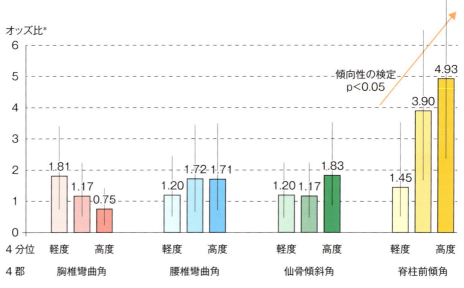

*年齢、性別、教育歴、重大疾患の現病および既往歴、腰痛、背部痛の有無、膝関節痛の有無、BMI、踵骨 stiffness で調整

図 1.9 脊柱後彎変形と日常生活動作低下との関連
（出典 Kamitani, K., et al. : *J. Gerontol A Biol. Sci. Med. Sci.*, **68**, 869-875, 2013）

　高齢化社会にあって脊柱変形、姿勢との関連について理解しておかなければならない。診療にあたるに前に、鈴木[29]による日本人の姿勢の測定と分類に関する論文、金村ら[30]の日本人立位の脊柱アラインメントと基準値に関する論文を一読されることをお薦めする。

第2章 高齢者の脊柱について知っておきたい用語

2-1 ロコモ・ロコトレ

　さて、超高齢化社会における診療を進める上で、近年、汎用され理解しておきたい用語が多数出てきた。ここで、文献を引用してそれらの用語を要約しておきたい。

　メタボ、ロコモの概念が提唱されてから早10年になる。その間、メタボは基準値が明確なこと、成人病検診項目に取り入れられていること、生命予後と直接関わり合いがあることから国民の認知度は85％以上と言われる。一方、ロコモの概念は、健康寿命の延長上、必要不可欠なほど重要でありながら、その認知度は低く留まっていた。近年、ロコモ関連事業関係者のご尽力と国の力入れで、認知度は50％を超えたという。敬意を表したい。

　10年前に提唱され、改変、更新されつつあるロコモ（ロコモティブシンドローム）、ロコトレ（ロコモティブトレーニング）、運動器不安定症の概念の理解と、要介護防止に向けてさらに一般国民への啓蒙が求められている。ここでは、読者がすでにご理解いただいている領域であることから、要点のみを述べる。ロコモはより広い運動器障害の概念で、メタボと同じように疾患名ではない。運動器不安定症は病名であり、包括的なロコモに含まれる（図2.1、表2.1）[31]。ロコモは高齢者の自立を守るために運動器疾患のリスクをより広く捉えたものであり、運動器不安定症はリスクが顕在化して診断基準を満たす状態になったものである。

　ロコモ度テストとしては、①立上りテスト、②2ステップテストでロコモ度を判定する。ロコトレは、①片脚立ち（ダイナミックフラミンゴ療法）（図2.2）、②スクワット（図2.3）を毎日続ける。以上が基本である。

　ロコモことにロコトレの国民への啓蒙には、ロコモパンフレット2015年度版（日本整形外科学会）、予防しようロコモティブシンドローム（ロコモ度テスト編）（ロコトレ編）（体操編）（食事編）等の活用をお願いしたい。

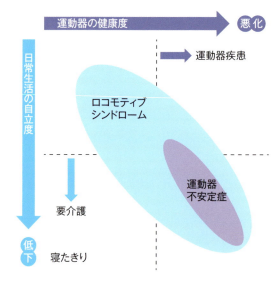

図 2.1 運動器不安定症とロコモティブシンドローム
(出典 日本整形外科学会ホームページ,2010,公開画像,中村耕三を一部改変)

表 2.1 運動器不安定症の診断基準

I 定義
高齢化にともなって運動機能低下をきたす運動器疾患により、バランス能力および移動歩行能力の低下が生じ、閉じこもり、転倒リスクが高まった状態

II 診断基準
下記の、高齢化にともなって運動機能低下をきたす 11 の運動器疾患または状態の既往があるか、または罹患している者で、日常生活自立度ならびに運動機能が以下の機能評価基準に該当する者

機能評価基準
1. 日常生活自立度判定基準ランク J または A に相当
2. 運動機能：1) または 2)
   1) 開眼片脚起立時：15 秒未満
   2) 3m timed up-and-go (TUG) テスト：11 秒以上

〈高齢化にともなって運動機能低下をきたす 11 の運動器疾患または状態〉
・脊椎圧迫骨折、各種脊柱変型（亀背、高度腰椎後彎・側彎など）
・下肢骨折（大腿骨頚部骨折など）
・骨粗鬆症
・変形性関節症（股関節、膝関節など）
・腰部脊柱管狭窄症
・脊髄障害（頚部脊髄症、脊髄損傷など）
・神経・筋疾患
・関節リウマチおよび各種関節炎
・下肢切断後
・長期臥床後の運動器廃用
・高頻度転倒者
注：日常生活自立度ランク
　J：生活自立──独力で外出できる
　A：準寝たきり──介助なしには外出できない

(出典 日本運動器科学会 HP　http://www.jsmr.org/fuanteishow.html)

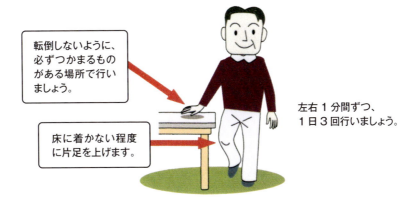

図2.2　開眼片脚立ち
（出典 日本整形外科学会パンフレット）

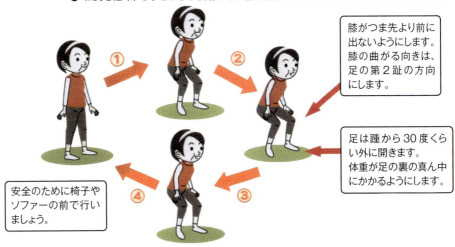

図2.3　スクワット
（出典 日本整形外科学会パンフレット）

2-2　サルコペニア・サルコペニア肥満

　わが国は、超高齢化社会にあって、ロコモ（ロコモティブシンドローム）の重要な要因としての廃用や加齢による筋力低下が注目される。

　サルコペニアは、Rosenburg（1989）[32]により「加齢による筋量の減少」を意

味する言葉として命名されたが、現在では「加齢による筋機能低下」を含む用語として定着している。2010年、EWGSOP（Europian Working Group on Sarcopenia in Older People）は、筋力と身体機能を加えた3つの要因から判定することを提唱した。その後、EWGSOP基準は欧米白人を対象としたものであり、そのままアジア人に用いることは適当でないとの考え方により、2013年 AWGS（Asian Working Group for Sarcopenia）によりアジア人向けの基準が提唱された（図2.4）。最初の段階では、握力（男性26kg, 女性18kg）もしくは歩行速度の低下（0.8m/秒以下）であり、いずれか低い場合に筋量の測定を行う。定値DXA法（dual energy X-ray absorptiometry）で男性 $7.0kg/m^2$、女性 $5.4kg/m^2$ 未満、BIA法（bioelectrical impedance analysis）で男性 $7.0kg/m^2$、女性 $5.7kg/m^2$ 未満であればサルコペニアと診断する。[33]

筋量・筋力の低下は40歳を過ぎると始まる。40歳時を100％とすると60歳で90％（低下率は0.5％/年）、70歳で80％（60歳以降低下率1％/年）、70歳以降の低下率はさらに増大する。年齢構成で見たイメージを図2.5に示した。

この診断基準が広く臨床に応用されているが、長期成績を踏まえて更なるサルコペニアの再定義が必要であるという。

筋肉量が減っても脂肪量が増えている場合は、サルコペニア肥満と呼ばれる。サルコペニア肥満では、体重や体格に差ほど変化を認めず、気が付きにくいことがある。

転倒リスクの高いサルコペニアに比べ、さらにそのリスクが高い状態と考えら

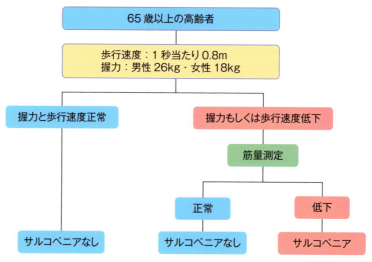

図2.4　アジア人向けのサルコペニア診断

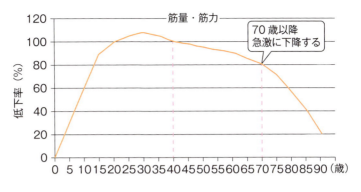

図2.5 筋量・筋力の低下率

れる。その原因は、中年期からの肥満、メタボを放置することにより身体活動性が向上しないまま高齢者となり、筋量が減少してサルコペニア肥満となると考えられる。

2-3 フレイルとロコモ

　フレイルティは高齢者全体を指していたが、1978年アメリカで「75歳以上で日常生活に何らかのサポートを必要とする集団」と定義された。高齢者においては生理的予備能が少しずつ低下し、フレイルティという中間的段階を経て徐々に介護状態に陥ると考えられる。日本老年学会では、「虚弱」と言う訳語を用いず「フレイル」を使用することになった。筋力の低下による身体的問題、認知機能やうつなどの精神・心理的問題、独居や経済的困窮などの社会的問題を含む概念である。2006年現在、「ロコモ」と「フレイル」両者の関係は明らかにされていない。身体的フレイルのキーワードは「移動能力の低下」であり、まさにロコモが重要かつ主要な要因となっている。両者の関係は、原田[34]が著した図2.6を参照されたい。前項のサルコペニアは、「ロコモ」、「フレイル」いずれにも主要構成要素である。山田[33]によると、フレイルの評価法は physical frailty を指す場合が多い。Freidらは the Cardiovascular Health Study（CHS）のデータを用いて、1）体重減少、2）主観的活力低下、3）握力の低下、4）歩行速度の低下、5）活動度の低下、の5項目のうち3項目以上当てはまればフレイルとした。

　Ensrudらは、the Study of Osteoporotic Fracture（SOF）のデータを用い、1）体重減少、2）起立能力の低下、3）活力の低下（表2.2）の3項目のうち2項目以上当てはまればフレイルと定義している。この SOF は、将来の転倒、身体機

能害、骨折ならびに生命予後の予測因子としても十分機能することが証明されているという。

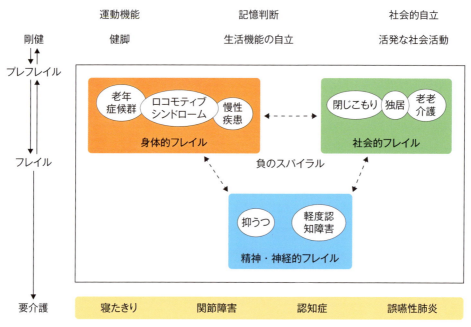

図2.6 フレイルとロコモの関係
(出典 原田敦:虚弱(フレイル)とロコモ,日本医師会雑誌 144(1)生涯教育シリーズ 88, 293-295, 2015)

表2.2 SOF index

項目	回答
体重減少	5%以上の体重減少(2年間で)
起立	上肢を使用せず椅子から5回連続して立ち上がることができない
活力	Geriatric Depression Scale の「最近活気にあふれていると思いますか?」の質問に対して「いいえ」

※ SOF:Study of Osteoporotic Fractures を改編
上記の3つの質問に2つ以上当てはまる場合をフレイルティとする。
(出典 Ensrud, K. E., et al.:Arch. Intern Med., 2008, 168, 382-9)

2-4 運動時コンパートメント症候群

　菊地[35]の導入した運動時コンパートメント症候群とは、歩行負荷や荷重負荷などにより体幹の前傾時に腰部コンパートメントで高い筋内圧が持続し、その結果、血流量が減少し、腰仙部に重だるさ、不快感、鈍痛などが生ずる症状のこと

で、高齢者にあっては日常茶飯事の症状をsubclinicalないしclinicalに科学的に解析したものである。

急性型の診断にはcompartmentの緊満感、圧痛 resisted motion test、passive stretch testが有用とされる。

腰椎背筋群の慢性compartment症候群の診断基準では以下のように定義している。

①安静時痛はない

②運動時あるいは歩行時に関連して腰痛が出現する

③その腰痛は腰椎後屈により速やかに消失する

④下肢症状はない

⑤腰痛出現時の筋内圧は150mmHg以上

⑥腰痛発生と筋内圧の上昇の相関、腰痛出現時の筋内圧波形は、漸増型か平坦型を呈する。

以上6項目をすべて満たす症例はcompartment症候群と考えてよいとしている。臨床上は①～④で判断できる。

運動時compartment症候群という概念で捉えられる慢性腰痛の特徴的な症状は、腰痛性間跛行である。その定義は

①歩行または立位の持続による体幹の前傾化

②随伴する腰部の重だるさ、不快感、鈍痛

③腰椎後屈による症状の改善

④安静時痛や動作時痛はないかあっても軽度

⑤下肢症状は認めない

である。

診断のポイントは、

①腰痛性間歇跛行の存在

②床頸間距離が10cm未満（腹臥位で上体をそらして床頸間距離を測定する）

③脊椎X線中間位側面像で脊柱変形が存在

④腰椎前彎角（第1腰椎および第5腰椎上縁のなす角度）が20°未満であり、ごく稀な手術適応の判断には症状出現時の筋内圧の測定

を挙げている。

治療として、日常生活指導（背筋トレーニング、杖使用）、軟性コルセットなどの補装具の使用、筋血流量増加作用を発揮する薬剤の投与が挙げられる。重症例の手術適応はごく稀である。

2-5　腰背部筋遠心性収縮

　一般に、遠心性収縮による損傷には急性と慢性がある。急性損傷の代表的なものはスポーツ最中の肉離れであり、遠心性収縮で起こる。遠心性収縮発現のメカニズムは収縮しようとしている時、反対の伸ばされる力が働くためである。損傷部位は筋肉そのものではなく、羽状筋の筋腱移行部であるという[36]。

　腰背部筋遠心性収縮について、小沢[27]によると、脊柱後彎症患者では、脊柱後彎による体幹の前傾化のため、立位、歩行時に重心は前方に移動しており、バランスを保持するためには背筋の持続収縮が必要となる。脊柱後彎患者の歩行時の背筋筋活動を表面筋電図で調べると背筋の持続放電が観察され、背筋の過重負荷が生じている。筋が収縮しながら引き伸ばされる現象は遠心性収縮と呼ばれ、筋損傷や遅発性筋痛が強いことが知られている。中間[27]より引用は、遠心性収縮の最初に起きる現象はうっ血であり、背筋の循環障害が腰痛の原因であると考察している。また、背筋の持続的収縮により背筋の相対的阻血が生じ、痛みの原因となることが考えられている。

　腰椎前彎減〜後彎形成で出現する腰背筋の遠心性収縮のメカニズムと筋内圧上昇の現象は、subclinicalの段階から同時に出現し、相互に影響し合って腰痛を発現させ、循環障害は随伴して腰痛の増悪に関与するのであろう。後彎でなくとも前彎減に脊柱前傾が加わると後彎形成と同様となる。

2-6　肥満と腰痛

　従来、一般に肥満は腰痛の原因となる、あるいは体重増加は腰痛を増悪させ、体重の減量は腰痛を軽減させる。肥満より理想体重維持の方が腰痛を起こしにくいと考えられてきた。内臓は脊柱の前にあり、立ち位、座位で、内臓は脊柱に引きつけられていなければならない。ヒトの構造上、丹田を背骨に引き寄せるという表現になる。屈む姿勢ではさらに強調される。肥満になることはウエスト周囲長が増大することであり、重心は前方に移動し、丹田を引き寄せる負担、さらに脊柱への負担が増大し、不良姿勢にも関連するため、腰痛発現と無関係ではありえない。ところが近年、肥満が腰痛にどの程度関係するのか疑問視する考えがあるという。筆者は臨床の経験上、半年間に5kgの体重増が腰痛発現、増悪の目安になると考えている。

　最近の肥満と腰痛の考え方を解説する。まず、肥満について言及する前に、肥

表2.3 肥満の判定と肥満症の診断基準

●肥満の定義
脂肪組織が過剰に蓄積した状態。
身長あたりの体重指数（BMI；body mass index）＝体重（kg）/身長（m)^{2}をもとに下表のごとく判定する。

BMI	判定	WHO基準
＜18.5	低体重	underweight
18.5≦〜＜25	普通体重	normal range
25≦〜＜30	肥満1度	preobese
30≦〜＜35	肥満2度	obese class I
35≦〜＜40	肥満3度	obese class II
45≦〜	肥満4度	obese class III

※ただし、肥満（BMI≧25）は、医学的に減量を要する状態とは限らない。なお、標準体重（理想体重）は、最も疾病の少ないBMI 22を基準として、標準体重（kg）＝身長（m)^2×22で計算された値とする。

●肥満症の定義
肥満症とは、肥満に起因ないし関連する健康障害を合併するか、その合併が予測される場合で、医学的に減量を必要とする病態をいい、疾病単位として取り扱う。

●肥満症の診断
肥満と判断されたもの（BMI 25以上）のうち、以下のいずれかの条件を満たすもの
1）肥満に起因ないし関連し、減量を要する（減量により改善する、または進展が防止される）健康障害を有するもの
2）健康障害を伴いやすいハイリスク肥満
身体計測のスクリーニングにより上半身肥満を疑われ、腹部CT検査によって確定診断された内臓脂肪型肥満

表2.4 わが国におけるメタボリックシンドロームの定義（2005年）

ウエスト周囲径が男性85cm以上、女性90cm以上であることに加えて、下記の3項目のうち2項目以上を認める。
1. 収縮期血圧130mmHg以上、または拡張期血圧85mmHg以上、または高血圧治療中
2. トリグリセリド150mg/dl以上またはHDLコレステロール40mg/dl未満。またはこれらの脂質異常治療中
3. 血糖110mg/dl以上、または糖尿病治療中

満症診断基準（日本肥満学会2011）（表2.3）、わが国におけるメタボリックシンドロームの定義（2005）（表2.4）、「肥満に起因ないし関連し減量を要する健康障害」（日本肥満学会2011）（表2.5）を示す。理解の一助としていただきたい。

肥満とは、脂肪組織が身体に過剰に蓄積した状態である。体格指数［body mass index（BMI）＝体重（kg）÷身長（m）÷身長（m）］をもとに表2.3のように判定し、わが国ではBMI 25以上を「肥満」と定義している。さらに、BMI

表 2.5 肥満に起因ないし関連し減量を要する健康障害

1）2型糖尿病・耐糖能障害
2）脂質代謝異常
3）高血圧
4）高尿酸血症・痛風
5）冠動脈疾患：心筋梗塞・狭心症
6）脳梗塞：脳血栓・一過性脳虚血発作
7）睡眠時無呼吸症候群・Pickwick症候群
8）脂肪肝
9）整形外科的疾患：変形性関節症・腰椎症
10）月経異常

※参考：肥満に関連する健康障害として考慮するが、診断基準に含めない項目

1）扁桃肥大
2）気管支喘息
3）胆石
4）膵炎
5）蛋白尿、腎機能障害
6）子宮筋腫
7）悪性腫瘍
 1．乳癌
 2．胆嚢癌
 3．大腸癌
 4．子宮内膜癌（子宮体癌）
 5．前立腺癌
8）偽性黒色表皮腫
9）摩擦疹、汗疹などの皮膚炎

35以上を「高度肥満」としている。BMIで表示される肥満は、それだけでは疾病、つまり直ちに減量が必要とは考えない。これに対して、「肥満に起因ないし関連し減量を要する健康障害」（表2.5）を合併するか、内臓脂肪型肥満を有し、医学的に減量を必要とされる状態を「肥満症」と定義する。

表2.5の「肥満に起因ないし関連し減量を要する健康障害」の9）に整形外科的疾患：変形性関節症（膝、股関節）、変形性脊椎症、腰椎症が含まれており、脂肪細胞の量的異常がより強く関与するとある。

荒井[37]は、中年期から前期高齢期にかけての肥満予防は極めて重要であることを示し、肥満の合併に関するシステマテックレビューでは、BMI 25以上の肥満者の慢性腰痛の相対危険度は男女とも1.59であり、肥満は足腰の痛みの危険因子であることも示している。ロコモとメタボについては、ロコモの最大の危険因子は加齢であり、次の危険因子は肥満であり、筋力低下、運動不足も危険因子と考えられるとし、メタボは肥満がその中心的な病態であることから、ロコモの危険因子と考えられると述べている。

過剰な栄養摂取や運動不足に象徴される生活習慣の悪化により、肥満人口は増加している。食べた物は全部燃やすのが大原則である。BMIを25以下に保つ注意が必要である。

一方、BMI 18.5以下の症例では、原因がはっきりしている場合はそれなりの

対策を採ることができる。原因が明瞭でない場合は他科受診をお薦めする。助力いただいて、なるべく早く理想 BMI 22 に回復したい。

第3章　非特異的腰痛の発現機序

3-1　椎間板性腰痛はどうなったのか

　一般に腰痛と呼ばれるもののうち、非特異的腰痛の病態は現在なお十分に解明されていない。腰痛を来す疾患のうち、red flag あるいは神経症状を呈する疾患の病態は器質的障害であり、関連研究者の努力で大きく解明されつつある。残る85％以上が非特異的腰痛である。非特異的腰痛とは、今なお原因・本態が分かっていないものを言う。海外でも、非特異的腰痛では画像に所見が描出されないと指摘されるようになってから久しい。その本態は器質的障害でない可能性が強い。一般に、整形外科医は、すべての痛みは器質的障害から来ると思いやすい。非特異的腰痛では機能的障害が大きな割合を占め、器質的障害の関わりはごく少ないと考えられる。

　わが国では、1960年代に腰痛の主病態は椎間板性であり、頸腕障害の主病態は椎間板性であるとする考え方が主流であった。Nachemson の姿勢と椎間板内圧の検査結果のシェーマ（図3.1）は[17]、椎間板の役割と病態への関わりを裏付ける業績としてしばしば引用された。1970年代の CT 画像は主として骨病変の解析に飛躍的な発展をもたらした。軟部組織の描出は1990年代に普及した MRI により可能となり、従来、読影できなかった椎間板、馬尾神経、神経根、黄色靭帯、筋肉、血管等軟部組織の鮮明な画像により病態解明が進んだ。椎間板ヘルニアは予測よりはるかに発生頻度が高いこと、脱出型椎間板ヘルニアは吸収・消滅することがある等、新たな知見が多く得られた。「腰痛」のうちの red flag あるいは神経症状を伴う手術対象に MRI は必要不可欠な検査となったのである。その結果、「特異的腰痛」における椎間板の病態の解明は飛躍的に進んだ。

　しかし、非特異的腰痛の病態は、MRI 画像にも描出されないことが判明した。従来の X-P 所見で、症状と画像が一致していないと言われてきたことと同一である。椎間板変性は加齢とともに進行するが、腰痛の発生頻度は加齢とともに増加はしない。椎間板に関する多角的検索にもかかわらず、椎間板変性のうちのよ

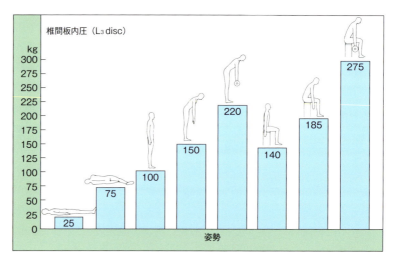

図 3.1　姿勢と椎間板内圧の関係

(出典 Nachemson, A. L.：The lumbar spine：an orthpaedic challenge, *Spine* **1**, 59-71, 1976. 小野啓郎 監修：目で見る腰痛，武田薬品工業，1975 を一部改変)

うな状態がどのような性質の痛みをどのような場所に発現させるのかが明らかにされていない。すなわち、椎間板性腰痛の疾患概念と診断基準が不明確で、有痛性椎間板の病理が確立されていない。腰痛発生機序は不明のままである。以上のような所見から、椎間板性腰痛は「非特異的腰痛」の主病態の座を明け渡したかに見える。

2004 年、慢性腰痛に関するヨーロピアンガイドラインワーキンググループが提言した定義では特異的腰痛（＜全背部痛 15％）以外の残りが非特異的腰痛である。以降、「非特異的腰痛」の用語が用いられ、椎間板性腰痛は汎用されていない。

ところで、椎間板変性が腰痛に関わり合っていることは疑いの余地はない。身体の屋台骨の主役である椎間板は体重の 80％を支えるとも言われる。たとえ、腰痛の主役でないとしても、ヒトが生存していく上でその機能解剖の追及を等閑にするわけにはいかない。近年においても椎間板の研究は広く深く進められており、新知見の積み重ねでさらに腰痛解明、椎間板機能の回復の道が開けることを願っている。

臨床例を観察していると臨床上では確かに椎間板性単独の腰痛は少ない。、椎間板性腰痛の発現機序は、後部脊椎由来の関連痛の発現機序と異なっていると考えられないだろうか。

椎間板性腰痛について、高橋[38]が唱えた病変部位と感覚を共有する骨筋組織に感覚された痛みが体表部に知覚されるものとする説をよく理解したい。椎間板

性腰痛も変性椎間板の関連痛と理解するべきなのか。

　臨床症例として椎間板性腰痛の患者の特徴を挙げると、疼痛を脊柱中心ではあるが、むしろ腰部全体に深く、漠然とした領域に訴える。中等度の痛み・重感であり、激痛のことはまずない。下肢痛、しびれ感はない。通常、前屈障害があり、後屈制限は少ない。側屈、回旋での異常は軽い。手掌の圧迫痛を伴うことが多い。腰殿部に圧痛がないのが特徴である。下肢反射に異常はない。

　すなわち、椎間板性腰痛の病状は、一般に言う内臓器痛の症状に類似していると考えられるのではないか。内臓器痛の発現は自律神経由来と考えられている。腰椎椎間板の神経支配については、従来、髄核、内側線維輪に感覚神経はないことは周知の事実である。椎間板変性の進行に伴い周辺から侵蝕してくる血管結合織の血管に随伴する自律神経の関与は予測されていた。Ohtoriら[39]は、ラットの実験から傍脊椎交感神経により非髄節性に、洞脊椎神経により分節性に二重支配されていることを報告した。一般に、自律神経支配は内臓器であり、交感神経と副交感神経の二重支配である。通常、椎間板は自律神経支配臓器に含まれておらず、交感神経単独支配の臓器も稀である。そうした見方からもOhtoriらの業績は大きい。

　従来、椎間板性疼痛の出現部位、性質、痛みの程度、経過等が明らかにされていないため判然としていないのではないか。すでに、高橋[40]が指摘しているように、椎間板性腰痛には内臓痛的な性質があるとの説を支持したい。

　「非特異的腰痛」にあって、椎間板性腰痛単独の頻度が少なく、他のposterior division等の機能障害による関連痛の方が強めということになると、椎間板の役目は何かということになろう。とは言っても、変性椎間板は「腰痛」の基盤である。Nachemsonの図でもわかるように椎間板の姿勢による内圧の変動に対応できる機能の喪失と栄養血管のない最大組織の変性が周辺組織に影響を及ぼさないわけがない。非特異的腰痛は、椎間板性腰痛とposterior division等の機能障害により発現する関連痛の合併症状であると理解できる。変性椎間板は、姿勢・体型・運動を介して関連痛を引き起こす源となる組織に機能障害を起こさせると考えられる。例えば、椎間関節症、腰部コンパートメント症候群、腰背部筋遠心性収縮、いずれも椎間板変性による椎間板機能障害とそれを伴う脊柱変形、不良姿勢を基盤として発症するのである。すなわち、変性椎間板とは無関係に関連痛を誘発する機能障害は起こりにくく、2次性の機能障害発現部位から関連痛が発症するのである。

　したがって、椎間板はヒトの構築上・機能上、重要な役割を果たしているとと

もに、「腰痛」の陰の主役でもある。言い換えれば、非特異的腰痛は anterior spinal column の変性・変形が基盤となりあるいは不良姿勢が加わって posterior division の機能障害を招来し、関連痛が発現すると考えられる。

椎間板単独の強い腰痛は稀ではあるが、red flag の脊椎炎，椎間板炎を想定すれば理解できる。

3-2 Posterior division syndrome と仙腸関節機能障害

3-2-1 Posterior division syndrome

非特異的腰痛における関連痛については前述の通りである。関連痛の起源となる部位として、以前から posterior division syndrome の概念がある。古くは Goldwaith（1911）[41] より lumbosacral articulation, zygoapophyseal joint, facet joint, facet syndrome 等の用語を対象として探求されてきた。一般外来腰痛患者の愁訴の病態の大部分は脊柱後部にあるが、椎間関節性と説明できない症例も少なくない。ほかの病態の検索が必要になる。

3-2-2 仙腸関節機能障害

さて、仙腸関節への関心は 60 年前に遡る。脊椎外科揺籃期の仙腸関節結核である。山口[42]、野間[43]、仲川[44] らの業績がある。仲川は、仙腸関節および近接域の神経細末の分布について報告し、56 例の仙腸関節結核の症例を分析している。当時、仙腸関節結核がいかに多かったかを推察できる。その後、抗結核剤の開発に伴い、肺結核、肺外結核はおおよそ克服され、仙腸関節は注目されなくなった。

ところで、仙腸関節は脊柱の posterior division にありながら、近年に至るまで可動性のない関節と理解されており、一般に腰痛の原因とはなり得ないと思われてきた。

筆者は、機会があって 10 年来、仙腸関節に注目するようになった。従来、認知・検索されてきた椎間関節は、脊椎が 3 関節複合体の形をとるため、椎間板変性の影響を受けやすいと予測される。しかし、非特異的腰痛の主体ではない。むしろ、椎間関節性は仙腸関節性の中に含まれるとも考えられる。仙腸関節の機能解剖を無視するわけにはいかないのである。

仙腸関節由来の腰痛に疑問・疑念を持つ方が少なくない。仙腸関節についてはあまり理解されていない。自身、仙腸関節の位置を実感しにくく、まして他人の仙腸関節の機能障害を捉えることは難しい。

整形外科は運動器を扱う科でありながら関節運動学が習得されていない。ことに可動域の少ない関節の知識が乏しい。仙腸関節、椎間関節、肋椎関節、肩鎖関節、胸鎖関節、手根中手関節、脛腓関節等々が slightly movable joint（片田は小可動関節と仮称）[16]、amphiarthrosis（半関節）である。

　可動域の少ない関節には主動筋がない。すなわち、自分では動かせない。しかし、動いているのである。このことが案外理解されていない。関節裂隙があることは、すなわち動いていることであり、動いていないと関節は消失する。

　動かせない関節が動いているとはどういうことか。まず、関節の位置には外力によって容易に動く"ゆるみの位置"と、外力によっても動揺しない"しまりの位置"がある。しまりの位置以外はゆるみの位置である。ゆるみの位置は不安定でわずかな体位交換により機能異常を起こすことがあることを理解しておく必要がある。各関節にはそれぞれ"しまりの位置"があり、膝関節、股関節、仙腸関節、脊椎においては直立不動の位置がおおよそしまりの位置と言える[16]。

　Mennell[45]より引用は、随意筋の収縮で起こすことのできない運動を joint play movement（関節の遊び）と呼び、この運動の喪失が関節の滑らかな運動を障害し関節痛を生ずるとし、これを joint dysfunction（関節機能異常）と呼んだ。関節機能異常を起こした時に徒手的に関節の遊びを回復させるのが AKA-博田法の治療である。

　仙腸関節は動いているのである。片田[16]は動いていることを自身が確認できる所作として、座位で、仙骨を後ろから手の平で触れて大腿を交互に突き出すと仙腸関節の動きを感じることができるとしている。

　この触診技術が、AKA－博田法の技術向上に必要な感覚であるという。実感できるので試すとよい。仙腸関節機能障害に対する AKA－博田法は、徒手療法としても運動療法としても最も難しい技術の一つと言われる。多くのドクターが仙腸関節に興味を示しながら初めのうちにドロップしてしまうのである。AKA－博田法については技術が身についてきたら成書を熟読していただきたい。まずは、仙腸関節がわずかに動いていることを実感できるまでと、わずかな動かし方が身に付くまでは AKA-博多法の技術講習を受けないと理解、実感できない。後は患者さんが教科書であり、症例を重ねるうちに理解が進む。片田は執念だという。

　ところで、仙腸関節由来の腰痛を、間違っている、そんなことはあり得ないと批判する方がいる。科学者なら理解してから反論することが先立つべきであろう。古来のヨガで、アサナ（ポーズ）をとる時の基本動作に"仙骨を丸める"、"仙

骨を立てる"という表現がよく使われる。すでに仙骨の動きに注目していたのである。この動きは、Kapandji[46,47]がThe Physiology of the Joints、Volume Ⅲに仙腸関節の機能解剖のうち nutation（うなずき運動）、counter-nutation（反うなずき運動）として解説している。仙腸関節については、博田[15]、片田[16]、村上[48]の書を熟読されるとよい。仙腸関節の機能障害の理論と治療法を導入した博田とその理論を発展させている片田、広く病態を探求する村上の功績は大きい。なぜ仙腸関節は理解しにくいのか。仙腸関節機能障害の対処法であるAKAの技術が向上しないと、理論を理解できないからであろう。

　しかし、ヒトは動き続けていれば機能障害を起こしにくい。臨床を見ていると、仙腸関機能異常と診断されても、日常生活の障害が著明でない症例の予後は一般に良好である。機能障害の程度により解決策がいろいろあるのも事実である。従来の保存療法で改善が期待できない症例、日常生活に支障度が高い症例、手術適応と紛らわしい症例に対して、AKA－博田法の絶対適応があると考えられる。

　筆者の場合、仙腸関節に注目してから10年になる。仙腸関節は動いているのが分かるまでにかなりの時間が掛かり、動かせるまでにはさらにかなり時間が掛かった。しかも仙腸関節の機能が分かったなんて言うにはほど遠い現状ではあるが、一方で、それなりに仙腸関節の病態、自然経過を診、対応の仕方もできつつある。絶対にAKA－博田法だけと頑なに考えると進まない。患者さんが教科書である。

　なお、非特異的腰痛の本態は　主として仙腸関節の機能的障害と考えられるが、従である脊柱の器質的障害も複合して機能的障害の発現に多少とも影響すると考えられる。その割合は個人差が大きい。高齢になるに従いその割合は増加する傾向がある。その要因として、サルコペニア、体型の変化を探求する必要があると思われる。片田の言う2次性仙腸関節機能障害である。

　また、red-flag、神経症状を伴う腰痛の症例にも仙腸関節機能異常の合併が少なくないことにも注意を払うべきである。

3-2-3　仙腸関節機能異常の診察法

　腰・殿・下肢痛、しびれの愁訴が仙腸関節機能異常によるのか否かの診察法について述べる。

　診察にあたって、症状の経過、部位、程度、増悪する動作等の詳細を尋ねおかねばならない。愁訴があるのは、起床（時）後、起立（時）後、歩き始めが多く、夕方に増強する方は少ない。1日中持続する症例は限られ、臥位はさらに稀であ

る。通常、臥位、座位は楽に経過する。例外として座位の方が悪い症例もある。

　愁訴の程度、部位は千差万別で一定しない。片側の症例、両側で左右同等の症例、左右に差がある症例があるが、片側の方が多い。

　まず、愁訴が神経脱落症状でないことを確認する。前述のように運動機能障害の有無はS1レベルで片側つま先立不能、L5レベルで片側踵起立不能、L3,4レベルで膝崩れの有無を調べることで容易に鑑別できる。疼痛しびれが解剖学的神経支配域に一致しているか否かを確認する。両者がなければ、愁訴は関連痛の可能性が強い。愁訴の部位は一定しない。腰部、下肢外側足まで、大腿外側膝まで、下腿外側、殿部、殿部〜大腿後面、ソケイ部が多く、内側の訴えは少ない。併合することもある。一般に、ソケイ部痛を訴える症例の80％以上に股関節病変がなく、仙腸関節由来の可能性があると考えられる。次に、関連痛の起源の鑑別である。愁訴の部位、程度でその起源を鑑別することはできない。仙腸関節の補助検査として、Gaenslen test、Kemp test、Newton testはいずれも経験上、陽性率が低いので筆者は用いないが、村上[48]はNewton変法を採用している。

　仙腸関節診断法としてのSLR（straight leg raising test）は、AKA学会の解説によるものとし、従来の椎間板ヘルニアの診断に用いられる疼痛誘発テストとは手技、評価がまったく異なることに留意する。このほかに股関節の動きを通して仙腸関節の状態を評価する方法であるFADIRF（flexion adduction-internalrotation-flexion）、FABERE（flexion-abduction-externalrotation-extension）の評価法を用いる。これらより優れた特異的評価法を筆者は知らない。

　仙腸関節は、直接触知しえない。したがって、圧痛部位については椎間関節、上後腸骨棘、下後腸骨棘、坐骨神経、仙棘筋、上・中殿皮神経上殿神経を検索する。筆者は、上・（中）殿皮神経の圧痛出現頻度が高く、絞扼障害よりも仙腸関節由来で傍脊椎交感神経幹を介しての関連痛の可能性が強いと考えている。村上は、患者の示すone finger testを重視している。

　以下、いくつかの症例を例示する。

症例1：61歳、男性、169cm、64kg　職：デスクワーク

　4年前、右坐骨神経痛、L4-5椎間板ヘルニア手術Love法施行。その後の経過は順調であった。今回、術後4年、左下肢痛出現。朝、通勤で駅まで歩けない。前医のMRIでL3-4左椎間板ヘルニア分離脱出型あり、紹介され受診した。PTR左やや減弱、左大腿四頭筋筋力5⁻はあるが、疼痛は下肢外側全体足に及ぶ。L4支配域にはない。

Wasserman（-）知覚障害はL4領域にはない。SLR左60°、右70°、FADIRF左20°、FABERE正常。左上後腸骨棘＞左下後腸骨棘圧痛（++）。AKA-博田法に準じた手技を施行した。初回後、大腿外側痛は改善し、2回目で左下肢痛は著明に軽減（20/100）した。しびれ感は残存した。3回目でSLRは90°になり、4週で不撓性、日常生活の支障度は著明に改善した。PTR左のやや減弱は不変である。本例の主訴である下肢痛の病態は仙腸関節性であり、ヘルニアによる疼痛ではない。ヘルニアによるマヒ症状は併存である。

　画像診断で見誤りやすい症例である。決して稀ではない。

症例2：53歳、男性、169cm、56kg　職：デスクワーク

　数年来、年に1回は腰痛著明に増強する。今回は、立居で腰部に激痛が発現した。2週後、左殿部〜下肢外側痛が出現し、朝が特につらく、動き出せない。腰部前・後屈障害著明。回旋、側屈は差ほどでない。SLR 30°、FADIRF 10°、FABERE 70°。片側のつま先立ち、踵起立正常。下肢反射両側軽度亢進。腰股伸展硬直の状態である。左L5領域に軽度のしびれがあるが知覚障害はない。X-P椎間正常。可動域制限著明。AKA-博田法に準じた手技を開始する。実施後SLR、FADIRF、自覚症状の改善はあるが、その後、やや後退を繰り返す。2週間に1回の手技を繰り返し徐々に改善する。日中は座位より、立ったり、歩いている方がよい。アキレス腱にかけての痛みはしびれになる。2か月後のMRIで、L4-5軽度の傍正中型ヘルニアと左椎間孔の狭窄があるが、愁訴の病態とはならない。4か月後、不撓性はやや残るが、日常生活の支障が改善したので症状固定とした。

症例3：57歳、女性、148cm、52kg　主婦

　30年間、週1回2時間バレーボールを続ける。年に数回腰痛が出現する。通常は、前・後屈障害があってもSLR、FADIRF、FABERE陰性のことが多く、椎間関節性の可能性が高く、治りやすい。

　前・後屈障害あり、SLRが70°以下で、上後腸骨棘あるいは同時にその内、外の圧痛が強い時は、仙腸関節由来が主と考えられる。AKA-博田法に準じた手技を行うと改善が速い。

　愁訴が強く大事な試合を控えているような時には仙腸関節ブロックを行う。キシロカイン1% 5ml +ケナコルト10mgを用いる。ステロイドは不要との説もある。村上[48]が外来でのブロックの手技について詳述しているので参照されるとよい。仙腸関節のブロックは、目的のところに届いているかが案外分かりにくい。慣れるまでは透視を使う方がよい。筆者は、透視下に、下後腸骨棘を指標に仙腸関節腔内に1.5ml、仙腸関節後面靱帯部分に3ml、上殿皮神経の圧痛点に1.5mlの目安で注入している。

症例 4：78 歳、男性，168cm、66kg　職：なし

　糖尿病2型、痛風、脂質異常症加療中。前回は6年前、右腰痛は短期で軽減。

　今回、掃除機を使っているとき急に両殿部〜両大腿後面痛が出現した。立居困難。電車で座ると立てない。立ち上り、歩き始め数歩でガンとした痛みはなくなる。15分歩くとまた歩きにくくなる。前医でのMRIは、主としてL2-3の狭窄著明，馬尾弛緩がある。SLR 60°、FADIRF 10°、FABERE 正常。四頭筋筋力正常。片側つま先立、踵起立は正常。上・下後腸骨棘、上殿皮神経圧痛（+）、Newton 変法（村上）（+）で仙腸関節機能障害が主、脊柱管狭窄は従と診断した。

　立居腰痛のしのぎ方（図4.2〜4.5 参照）を徹底して行うように指導した。1か月後、立ち上ったとき、歩き始めの両殿部〜大腿後面痛は半減し、歩行距離は30分以上に延びた。この間、トラムセットを服用した。姿勢保持、運動療法を主として行い、さらに1か月後には、初診前の1時間歩行、体操もできるようになった。その後2年、経過順当である。

3-3　そのほかの腰痛関連痛

3-3-1　Hip-spine syndrome[49]

　腰痛の関連痛について、知り置く方がよい項目である。股関節病変と腰椎病変の関連性から提唱された概念である。Hip-spine syndrome には、

　ⅰ）simple type：股関節、脊椎のいずれかが症状の主病因
　ⅱ）complex type：股関節、脊椎の症状の主原因が不明確
　ⅲ）secondary type：股関節、脊椎のいずれかに主病因があり、その病変が他方の病変に影響を与える
　ⅳ）misdiagnosed type：股関節、脊椎の主病因を誤診する

の4つのタイプがある。

　股関節疾患と腰椎疾患は共に加齢変性による疾患が多い。中高年以上に発症し、さらに両疾患共に腰下肢痛が主訴となる上に、しばしば併発する。そのため両疾患の誤診例は少なくない。単なる誤診例のほか、併発例もあり、複雑な臨床症状を呈する。両下肢の診断・治療に当たり Hip-spine syndrome を念頭に置くことが推奨された。

　近年は、secondary Hip-spine syndrome の病態が注目されている。股関節疾患の腰椎への影響は、

　①脚長差3cm以上の脚長差を有すると、腰痛側彎頻度は有意に増加し、また

短下肢側へ骨盤は傾斜し、腰椎側彎凸側も短下肢側に向かう。

②股関節の拘縮：骨盤の回旋障害が生じ代償性に腰椎の前彎や側彎が生じる。腰痛の発現は、椎間板変性を伴う2次性脊柱変形による。腰椎疾患の股関節の影響は、腰椎疾患（アラインメント異常）には側彎や後彎があり、相対的な臼蓋形成不全を生じるために生ずる。

股関節疾患からの関連痛としての腰痛ではなく、2次性にもたらされた脊柱変化により発現する腰痛と理解できる。

以上についても理解しておきたい。

3-3-2　筋膜症候群

古くから関連痛についての検策が各組織についてなされていることは前述した。木村（2014）[50]は「（生理食塩水による）エコーガイド下筋膜リリース」を発表した。反響は大きく、大方の興味を引き付けた。確かに画期的な事実である。これまで関連痛の発源組織の画像所見は得られていない。症例を重ねて、是非その本態の詳細を解明していただきたい。

この筋膜症候群は解析能力の優れたエコー下でないと検索の進めようがないが、エコー下の白い画像は何であろうか。癒着であれば、はがしても再びつくのが癒着である。癒着は局所注射でバラバラになりうるものか。局所に癒着が起こる病態は何か。「使いすぎ」であれば、intersection syndromeのように定位置に局在するのではないか。なぜ、処々に限局性に発現するのか。「不動」であれば萎縮しかないのではないか。

トリガーポイントと関連痛が一緒であればそれは関連痛ではない。震源地より離れたところに発現するのが関連痛である。トリガーポイントは、症状の連鎖を引き起こす特徴があり、筋膜が連続するその他の部分にも緊張が生じて新たなトリガーポイントを生み出すとのことであるが、筋膜の連続とはどのように繋がっているのか、博田・片田の関節軟部組織過緊張連鎖とはどのように相違するのか。すでにKellgren（1938）[10]、Feindel（1948）[51]、Quintner（1997）[52]、Bennet（2007）[53]らのReffered Pains Arising from Muscle, Myofascial Pain Syndromeの見解との相違はいかがか。今後の解明が期待される。

3-3-3　骨粗鬆症（Osteoporosis）

骨粗鬆症は独立したentityであり、急性期圧迫骨折の多くはred flagの領域であるが、中には無症候性の骨折がある。陳旧性圧迫骨折は、前述の通り、脊柱変

形から腰背痛を来すことが多い。この領域は非特異的腰痛に含まれているのではないか。さらに、骨粗鬆自体の代謝性の疼痛が解明されつつある。mechanicalな骨折による疼痛とは異なり、非特異的腰痛の中で画像所見もないため見分けにくい。解明が進むことが望まれる。

> ### コラム：腰痛患者はなぜ非医師を選ぶのか
>
> 　柔道整復師、あん摩・マッサージ・指圧師、はり師、きゅう師の非医師の施術について、以下のような法的決まりがあることを整形外科医はご存知のはずだが、一般の国民はほとんど理解していない。いかにして全国民に認知してもらうかが課題である。
>
> > 　柔道整復師は、外傷性打撲捻挫と骨折・脱臼（応急手当）しか施術が認められていない。
> > 　骨折・脱臼（応急時以外）は医師の同意が必要。
> > 　あん摩・マッサージ・指圧師は、保健医療機関で十分治療目的が果たせない場合の筋マヒ・関節拘縮等で、原則として当該疾患にかかる主治医の同意書があるもの。（期間3か月）
> > 　はり師、きゅう師は、医師による適当な治療手段のない主として神経痛、リウマチ及び類疾患で、原則として当該疾病にかかる主治医の同意書があるもの。（期間3か月）[7]
>
> 　ところで、電子カルテの普及は逆方向に作用している。患者さんからは、医療機関で話を聞いてくれない、診てくれない、触ってくれないといった苦情が多い。患者数が多いとやむを得ないのか。一般の患者は、健康保険で慢性疾患の施術を受けることが違法であることを知らない。非医療機関で、話相手になってくれて、触ってくれて、やさしくしてくれる方に行くのも人情であろう。整形外科疾患では命に関わらないからその傾向が強くなる。
>
> 　痛みには客観的尺度がない。したがって、患者の求めている内容、程度は、よく聞き、診ないと評価しにくい。受診時に、患者が納得するだけの診療を心すべきであろう。服薬を望まない患者も少なくない。非特異的腰痛で原因は分からず、それでEBMの低い理学療法[21]では来院しなくなる。腰痛のしのぎ方、ふせぎ方（4-2節参照）を身につけてもらうこと、不良姿勢を長く続けないように意識させること、さらに日常生活でのストレス対応にまで助言できると腰痛軽減に役立ち、信頼を回復することになる。

第4章　腰痛患者の治療、しのぎ方・ふせぎ方

4-1　腰痛の治療

　腰痛の部位、性質、程度は定まらない。ピンからキリであるから、対応しにくい。腰痛患者は、初診時、湿布を貼っても治らないとか、マッサージを受けても良くならない、と申し出ることが少なくない。と言うことは、裏を返せば、非常に多い腰痛有訴者の大半は、次元の低い愁訴である可能性が高い。一般に腰痛の治療は、自分で治そうとする自動よりも、やってもらう受動の方が優先している。すなわち、自動の努力が足りない。不良姿勢を続けないこと、体操、ストレッチング、運動等の動くことがなおざりにされているのである。

4-1-1　受動治療

　受動治療の一つであるNSAIDs貼付薬は日本で最初に開発された[54]。わが国では古来より、地方によっては和紙に膏を塗って患部に貼る習慣があり、シップ信者が多いのかもしれない。貼付剤の総売上枚数は、予測をはるか超えて月間3億枚に達するという。これは信じられない数と言える。というのも海外では通常、貼付薬は製造していないのである。

　NSAIDs貼付薬は、DDS（Drug Delivery System）「体内の薬物分布を量的、空間的、時間的に制御し、コントロールする薬物伝達システム」の概念に基づいて開発されたという。血中濃度より患部組織濃度優先で副作用が少ない。しかし、腰痛では発痛の病態が明らかにされていない現状ではどのように効くのか答えようがない。腰痛はすべてが炎症性疼痛とは言えないのである。

　貼付薬のプラセボー効果は30〜50％と言われる[10]。患者の治療に対する期待度が高いほどプラセボー効果が上がるようである。

　ところで、温湿布と冷湿布のどちらを使ったら良いでしょうかと聞かれることがしばしばある。温湿布には乾性カイロ（ホカロン）、辛子シップがある。ホカロンは深部に及ぼす低温やけどに注意を要する。辛子シップは少なくとも入浴1

時間前に外しておかないとひどい目にあう。冷湿布は氷（アイシング）しかない。一般の方はパップ剤をつけたとき、ひんやりするので冷やしていると思い込んでいるが、実はこれは含まれるハッカによる清涼感のためである。5分後には温かくなる。冷感湿布というまぎらわしい用語があり、一般の人は迷うのであろう。外傷後48時間（72時間）、急性炎症にアイシングを守る。他はかぶれなければ貼れるが、局所に留めるべきである。

　他方、温熱、マッサージ、牽引等を含む理学療法も受動的治療に含まれる。治療効果のEBMが低いとも言われる[7),21)]。確かに、気持ちが良いだけのことかもしれない。むしろ、医療機関への往復を歩くこと、15分でも寝ることができれば日中横になれない人にとっては貴重な休息になり、回復に繋がる効果が大きいと考えた方が良い。熱効果の科学的基盤についてはここでは触れない。

4-1-2　自動治療

　やはり治療は自動中心が最も効果が上がる。ヒトは動物すなわち動くものであるから、不良姿勢を続けることがないように動くことが不可欠である。

　運動効果について、1日の動く目安は、青柳[55)]のコホート研究が参考になる。群馬県中之条町の住民5000人の協力で15年間、24時間、365日の身体調査の結果として、1日24時間の歩数8000歩、その中でしっかり歩く時間は20分である。ことにメタボ、ロコモに効果的である。

　なお、上記以外に外用以外の薬物療法、食事療法があるが、本書では触れない。

4-2　腰痛のしのぎ方・ふせぎ方

　腰痛を訴えるヒトすべてが治療対象になるかと言えばそうではない。どうやら非特異的腰痛の大半は低次元で治療の対象とならない。しかし、腰痛の軽重にかかわらず、腰痛のしのぎ方、ふせぎ方を身につけることは必要不可欠なことである。それを一般の人は知らないし、整形外科医は推奨していない。

　ところで、頭が重くて支える力の弱い赤児は、腰痛のしのぎ方に共通するコツをすでに身につけているのである。神様が教えてくれた本能であり、歩き始めるまでに例外なく身につけている。赤児は、目の覚めている間は動き続ける。一番大事なことである。寝返り、ハイハイ、お座り、立ち上がり、歩き始め、実に理にかなった動作である（5章参照）。腰痛のしのぎ方、ふせぎ方とすべて共通している。新しい提案ではない。皆がすっかり忘れてしまっているだけであり、思

い出していただきたい。では、腰痛のしのぎ方、ふせぎ方を図解して解説しよう。

通常、寝ている時に腰痛はない。安静時も痛みが強ければ、内臓器疾患による腰痛を疑うべきであろう。腰痛が強くなるのは、起床時、椅子からの立ち居、屈む時、長途歩行の動作時である。

寝る時の基本姿勢は、硬めの布団で、軽い海老形をとる方が良い（図4.1）。布団上、ベッド上の起床時の姿勢は、四つん這いが基本である（図4.2）。上を向いて寝ている時は、片脚を大きく反対にクロスしてから、上の脚と同側の肩を反対側に回すと横になれる。そこからは四つん這いになりやすい。布団の上では、次いで高這いになってから立ち上がる。高這いの姿勢ができなければ、つかまり立ちできるところまで這っていき、つかまって立つ。ベッドの上では、四つん這いから後ろ向きにベッドを降りる。立ち上がれなかったら、這っていき、つかまり立ちする。通常、ベッドから起き上がる時、例外なくベッドサイドに座ってから立ち上がろうとする。腰痛に一番不利な立ち方である。そんな起き方をする赤児は一人もいない。大原則は、重い頭を膝の前に位置させることである。

四つん這いからの起き上がり方は、腰痛のほか、肋骨骨折、頚の寝違い等々の時も有利であることを知っておいていただきたい。

椅子から立ち上がる時は、まず手を膝に置き、頭を膝より前にする大原則を守って、尻から立ち上がることで、腰痛をしのげ、腰痛の発現を防げる（図4.3）。

椅子に座る時は、膝を軽く曲げ、手を膝に置き、身体を前屈（傾）する。頭を膝の前に保持したままでお尻を下げる。椅子にお尻がついてから上半身を起こす（図4.4）。

通常、この動作で腰痛の増強をしのげる。腰痛が強く全く立てない状態では、胸が膝につくように前傾して、座ったまま尻を後ろに突き出し、さらに股関節を中に入れて、頭を膝の前にしっかり出す。前を向いてゆっくり飛び出すように立ち、膝を伸ばしてから股関節を伸ばすと何とか立ち上がれる。スキーのジャンプ台での跳び出し姿勢である。

頭を膝より前に出す姿勢は、仙腸関節を"しまりの位置"に保つことであり、仙腸関節機能異常を生じさせない基本の基である。腰痛があればなおさら機能異常があるのだから"しまりの位置"を厳守するべきである。

かがむ時、腰痛が発現しやすいし、増強しやす

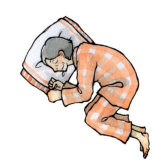

図4.1 寝る時の基本姿勢

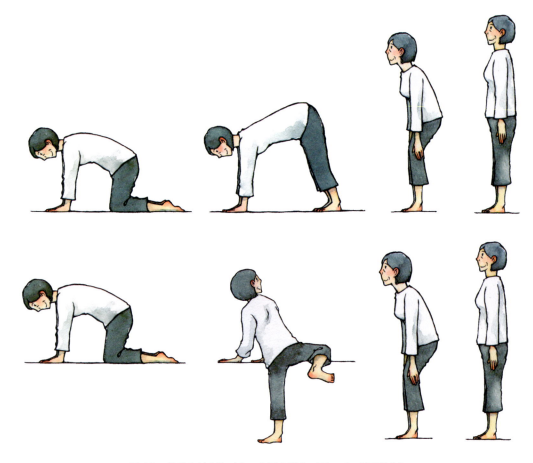

図 4.2 起き上がる時(上:布団の場合、下:ベッドの場合)

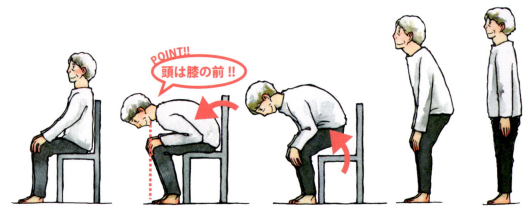

図 4.3 立ち上がる時

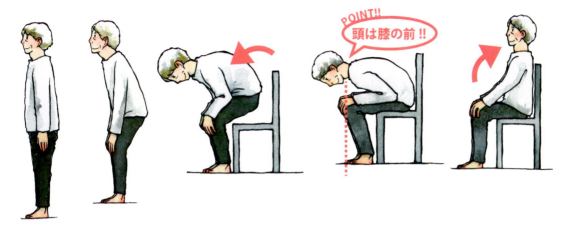

図 4.4　腰を下ろす時

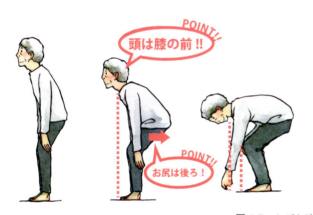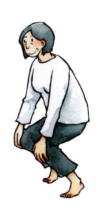

図 4.5　かがむ時

　い。ここで、スポーツのスタートの姿勢をイメージしよう。陸上競技のスタート直前の姿勢、テニスのレシーブの構え、スキーのジャンプ競技の滑り出し、相撲の立ち会い、ゴルフのアドレス等々ほとんどのスポーツでスタートの姿勢の基本は共通している（図 4.5）。この姿勢は、次に予測されるあらゆる動きに対応でき、安定していてバランスも良く長持ちできる。腰に痛みを抱える場合も、腰痛の発現を抑えるためにも十分対応する素晴らしい姿勢である。すなわち、仙腸関節の"しまりの位置"であり、前述のヒトができない正しい動き方の唯一の解決策もこの姿勢を身につけることにある。ところが不思議なことにスポーツをする時には当然する姿勢を日常生活の中ではとらないのである。このスポーツのスタートの姿勢を日常生活の中にこそ取り入れよう。この姿勢を常に意識することが腰痛

発症予防の最良の対策となる。

　スポーツのスタートの姿勢も基本は、赤児の歩き出しの頃の姿勢であり、唯一成人まで受け継いだ動作なのである。

4-3　運動療法・腰痛体操

　腰痛に対する治療法としての運動療法を臨床の場で積極的に実施されている方は意外に少なく、半数をはるかに割る。腰痛のガイドラインには、急性、亜急性腰痛に対する運動療法は、他の保存的治療法と比較して差がないとしている[31]。運動療法の種類は多種類あり（腰痛診療ガイドラインでは大きく8種類に分けている）、また対象となる腰痛の客観的評価は極めて困難である。どのような対象群をどのようにまとめるかは大変難しく、腰痛の原因や症状が多岐にわたることから、その結果を一概に信じることはできない。

　基本として、運動とは何か、動くことである。1日中寝たきりの絶対安静にしていると筋力は2%低下すると言われる[31]。健常な60歳の人の2年分をロスすることと同じであり、通常の日常生活の運動量の合計がいかに莫大であるかを理解しておくべきだろう。前述の青柳のコホート研究が示すように、1日の通常の生活での歩行は8000歩になる。その内の20分をしっかり歩けばよいのである。筆者は1日2000歩まとめて歩けば上出来、ゴロゴロ寝るなということにしている。どんな運動も運動効果はせいぜい2～3日という。高齢者を除けば、日常生活で動き回る運動量を超える運動なんてあり得ない。通常の生活をしていれば運動不足はないと思ってよい。それなら、なぜ運動をするのか。日常、ヒトは身体の一部しか使っていない。動いていないところを動かすこと（重要です）、深い呼吸をするようになること、不良姿勢を絶ち切ること、動かすことを習慣づけることで生活にリズムがつけられること、ストレスコーピングに役立つこと、特に高齢者では衰弱を防止できることなど、効用はいくらでもある。運動の種類は限定しない。ともかく動くことである。他の治療法と効果を比較すること自体不要である。あえて言うならば、運動の効果の判定は寝たきりと比べれば歴然としている。

　慢性腰痛に対しては他の保存的療法群と比べ痛みや機能障害の改善に効果があるが、高度の機能障害には有効性が認められないと言う[35]。

　慢性痛に運動療法は治療法として確立されつつある。自動運動は強制運動より効果があるという。運動療法の効果についてそのメカニズムの科学的解析がさら

に進み、一般の理解が深まり、広まることが望まれる。

　日常、外来診療で尋ねると、スポーツを日頃から楽しんでいる方がいかに少ないかがよく分かる。腰背痛、四肢運動器障害の改善に、水泳、水中歩行が非常に有効であることをお薦めしても、また理解できても、実行できる方は例外中の例外である。過密な労働、煩雑な社会生活の中で、一般庶民はウオーキングを心がけるに留まる。簡便な全身の体操で、短時間でも、なるべく毎日続けることが理想である。広場、職場の朝の体操、ラジオ体操、TV体操、いずれでも結構。ともかく身体を動かそう。腰痛体操にもいろいろある。上記の他に、Alexader Technique（1932）、Willams体操（1937）、Kellyのhanging体操（1955）、Pheasantのbuilding program（1962）、Kendall & Jenkinsの運動（1968）、Calliet体操（1968）、McKenzie法（1979）等がある。興味のある方は検索していただきたい。その体操を行うにしても、目的を明確にして、継続して、その効果を検証することが重要である。

4-3-1　ヨガ、太極拳

　古来受け継がれてきたヨガ、太極拳にはなぜそれだけの価値・効能があるのであろうか。ゆったりとした動きの中に秘められたものは何か。共通して言えることは、外見上動いていないかに見えるが、実は伸筋・屈筋を同時に作動させているのである。瞬時の運動量はわずかでも、時系的に積分して得られる運動量は莫大である。これがphysical managementの基本となる。その基礎があって、次のステップとしてmental managementができ、mind fullnessを介し雑念を払って一つのことに集中できるようになると言われる。

4-3-2　ストレッチ体操

　ここでは、腰痛のある方にお薦めしている短時間で、効率の高いストレッチ体操を紹介する。症状の改善、予防が期待でき、簡単で、短時間にできることが重要である。いかに不良姿勢を続けないかを意識できるようになればよい。

　現代のストレッチングはAnderson[56]が導入したもので、そのポーズはすべてヨガのアサナに含まれている。運動前に筋肉を柔らかくするのがウォーミングアップのストレッチングであり、運動後硬くなっている筋肉を柔らかくするのがクーリングダウンのストレッチングである。ヨガよりも簡便であり、全身的なつながりを求めず、呼吸法も厳しくない。

　ストレッチを行う際には、①無理をしない、②反動をつけない、③息を止めな

い、の原則を厳守する。筆者は、楽な伸展（easy stretching）と発展的伸展（developmental stretching）を組み合わせて実施している。短時間で効果が得られるからである。

　腰痛の強い時はストレッチを控えるか、ごく軽めにする。日常生活のストレッチは、動き始めにエンジンをかけるようなものである。スポーツ前のストレッチのように、他種類を長時間行う必要はない。腰痛状況を自覚するバロメーターと評価している。

　日常でストレッチのできる時間帯は、起床直前、会社に到着後就労前、午後の就労前である。就労中は1時間毎、ごく短時間しかない。就寝前はあえて行わない。

　一般腰痛患者のX-P撮影時に、膝を抱えた腰椎最大前屈位側面像で、腰椎の前屈障害が多い。そのため臥位、座位では屈曲のストレッチを主に、立位では伸展のストレッチを主とした。仕事中の前屈、前傾の不良姿勢からの解放である。

【1】朝起床前に床で行うストレッチング

1）両膝抱え込み（図4.6）
　①両膝を同時に抱え込む。
　②膝が胸につくように段々引き寄せる。
　③息を止めずに10秒数を数える。その後
　④深く吸った息を吐きながら背中を丸めて
　　膝を胸にさらに近づけ、最後にぎゅっと!!
これがdevelopmental stretchingである。

2）片膝抱え込み（図4.7）
　上記両膝抱え込みと同じ手順で、左、右それぞれ実施する。

3）腰のひねり（図4.8）
　①仰向けの姿勢で片方の脚が反対の脚を越えるように交差させる。
　②交差させた膝に手を置く、顔は反対に向く。
　③息を止めずに10秒数える。
　④交差させた膝を伸ばして息を止めずに10秒数える。

4）背中反り返り（図4.9）
　①うつぶせになり下腹部に枕を挟む。
　②顔を前に向ける。
　③肘を曲げたまま上半身を反らして10秒。

4-3 運動療法・腰痛体操

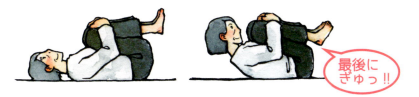

図 4.6　両膝抱え込み

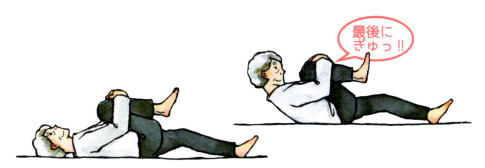

図 4.7　片膝抱え込み

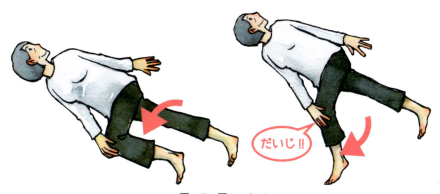

図 4.8　腰のひねり

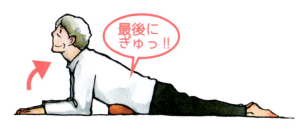

図 4.9　背中反り返り

④さらに肘を伸ばして10秒、最後にギュッ!!

腰の伸展は、臥位より立位で行う方が有効。

【2】日中、立位、座位で行うストレッチング

まず、朝仕事場に着いたら仕事前に是非行う。

1）片膝抱え込み（図4.10）

椅子に座った姿勢のまま片膝を胸に近づける。

息を止めないために10秒数を数えながら、だんだん引き寄せる。その後

深く吸った息を吐きながらへそを覗き込むように膝をさらに胸に近づける。

最後に追加の"ギュッ"

左右をそれぞれ3セット行う。午後仕事に就く前にも行う。時間は3分かからない。

2）立って伸ばす（図4.11）

デスクの仕事とは限らず、なるべく1時間毎に1回は立って腰を伸ばす。

立ち上がったら、手を腰に当てて腰を徐々に伸ばす。息を止めないために声を出して数を数える。10秒間。次いで

息をいっぱい吸いながら腰をできるだけ伸ばしてから戻す。

立位のストレッチは、毎回少なくとも3セット実行したい。わずか2分以内である。

さらに、デスクワークでは、1時間毎に立ち上がるほか、20〜30分毎に1回、座位のまま目線を上げて姿勢を起こし、両肩を後ろに回わして胸を広げる。この動作は1回にわずか10秒でも習慣づけると効果が大きい。

ところで、スポーツの効能について最後に触れておきたい。スポーツはあくまでも競技である。競技は優劣を争うことになるため、結果を出すために高強度になりやすい。一般の方には、結果を求めるより楽しく動き続ける運動療法の位置づけで健康維持・増進に役立てていただきたい。さらに、ストレスコービングとなり、ヒトの身体機能の基盤であるマインドフルネスも自ずと達成できると考えられる。

4-3 運動療法・腰痛体操　49

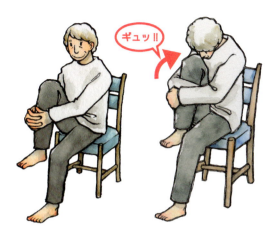

図 4.10　片膝抱え込み

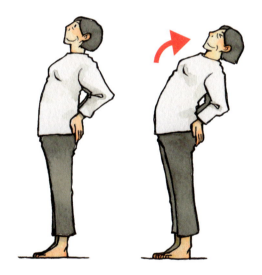

図 4.11　立って伸ばす

第5章　赤児は腰痛対策優等生、高齢者の師匠

5-1　赤児の姿勢・動作

　本書で「赤児」がなぜ再々登場するのか訝しく思う方が多いと思う。近年、少子化と核家族化により赤児の動きを日常見る機会が少なくなっており、その実像を理解・想像しにくいからかもしれない。この章では、赤児の実像を示し、主として高齢者の日常にも役立つ解説をする。

　赤児は、生まれ出てから立ち上がり、歩き出すまでのすべての動作のコツをだれからも教えられず、神から与えられた本能に従い例外なく会得することは驚嘆に値する。ヒトは二足歩行することで大きなメリットを得たのと同時に、逆にデメリットも併せ持つことになる。四足獣とはまったく異なる。四足獣は生まれた直後に立ち上がることができ、歩くことができる。四肢が体幹から下向きの構造になっているからである。ヒトは、頭が重く支える力が弱いため、歩き出すまでに1年かかり、しっかりした日常動作ができるまでに4～5年かかる。

　赤児は母体内では最小体積となる丸い姿勢をとる。出産後も手、足を伸ばす伸筋より曲げる屈筋が優るため全体として軽い海老形をとる。これが腰痛のある方の寝る時の基本姿勢である。横向きの方がより安定している。仰向け、大の字はすべて伸筋に勝たせることになり、生まれた時の姿勢の逆になる。腰痛のある方にはお薦めできない。中世のヨーロッパのベッドは幅が狭く短めだったそうで、自ずと軽い海老型をとっていたという話も頷づける。

■動き続ける

　赤児は、眠っている間こそじっとしているが、目が覚めている間中、身体、手、足を動かし続ける。その動きは、時にリズミカルであり、不規則でもあり、よく飽きもせず繰り返し続くものだと感心する（図5.1）。この動きを続けることがヒトには必要不可欠なのである。次第に力強くなっていく積極的な赤児の動きに「赤ん坊体操」という言葉を提唱したい。動き続けること、これこそが最重要ポ

イントである。高齢者の過度の安静は健康寿命の敵であり、赤児が高齢者の師匠である。ともかく、動き方ではない。動き続けることである。手作業でもよいのである。

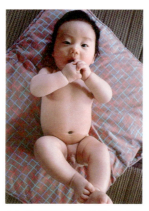 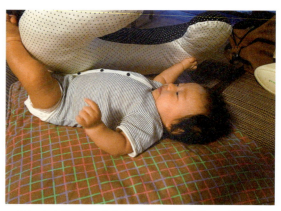

(a) 目が覚めている間は四肢を動かし続ける。（生後1か月以降）

(b) ヌイグルミ、オモチャで遊ぶ。（生後2か月以降）

図 5.1

■**頚が据わる**

赤児は、1日中頭を動かすうちに頭を支える力がついてくる。生後3か月を過ぎた頃、抱かれた時に頚が据わってくる（図 5.2）。頭の重量は体重の1/3であるが、臥位で頭を動かす時、頭の重量はゼロに近い。

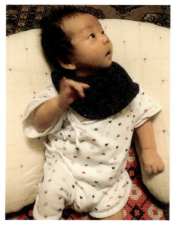 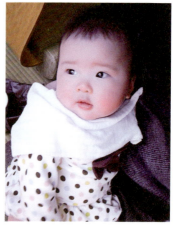

(a) 頚を左右によく動かす。（生後1か月以降）

(b) 抱かれても頚が据わる。（生後3か月）

図 5.2

■うつ伏せ

　寝ていて頸が左右を向けるようになると、頸の向いた方向に脚を大きくクロスする動作を始める。初めはおとなしくそのうちに次第に力強くなり、大きな動きとなる。肩の動きが連動するようになると、何日目かに横向きになる。さらに、同じ動作を繰り返すうちにうつ伏せになる（図5.3）。この一連の動作のコツを会得すると、何回も何回も繰り返して上手になる。この動作は、腰痛で寝返りできない時のしのぎ方の基本である。

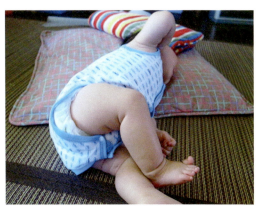
(a) 寝返りを始める。（生後4か月）

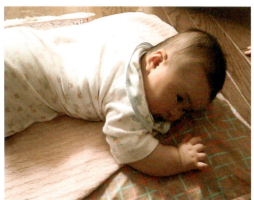
(b) うつ伏せになる。（生後4か月）

図5.3

■腹這い

　赤児はうつ伏せになると、しきりに頭を持ち上げるようになる。何回も繰り返すうちに頭の高さが高くなり、回数、強さが増してくる。背筋を鍛えることになる。両手、肘は、次第に前に伸ばせるようになり、頸と連動して上半身を持ち上

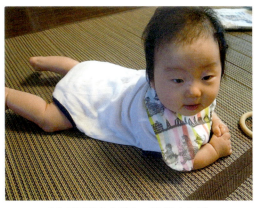
(a) 頭を持ち上げる。（生後4か月）

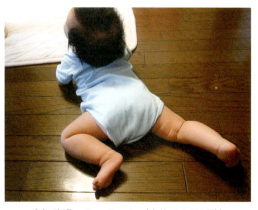
(b) 腹這いのハイハイ。（生後5か月以降）

図5.4

げられるようになる。顔が前向きになり、手足に這う力が出てくると手足を使って腹這いを始める（図 5.4）。這って前進するには抵抗が大きく、初めのうちは後ろに行ったりする。とにかく 1 日中繰り返すので筋力はつく。

■ 四つん這い

うつ伏せの位置で、肘を伸ばして上半身が起き上がるように反るような動作を繰り返すうち、お尻が同時に持ち上がると四つん這いの形ができるようになる（図 5.5）。これが大きい。腹這いと違って、四つん這いは移動のしやすさ、次の動作への移行が容易、しかも安定しているため腰痛がある時の基本姿勢である。スポーツ界では「赤ちゃんトレーニング」が普及しているようだが、本能に基づ

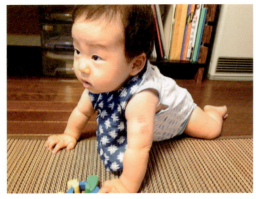 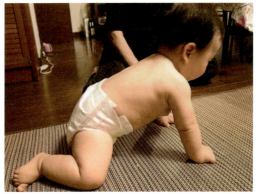

(a) 腕を伸ばして上半身を持ち上げる。（生後 6 か月）　(b) 尻が上がると四つん這いになる。（生後 6 か月）

図 5.5

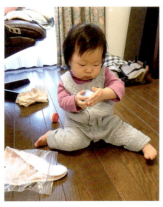 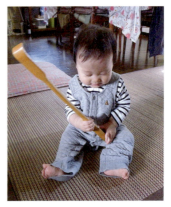

(a) 座位を保てるようになる。（生後 7 か月）　(b) オモチャ、道具で遊ぶ。（生後 7 か月）

図 5.6

いた赤児の四つん這いの動きが理論的に最短で効率の良い筋力アップに繋がっているのである。他に、小学生にも四つん這い訓練をすると、運動能力が優位に上がるという事実もある。歩きにくくなった高齢者の室内トレーングとして四つん這い歩行は有効であり、顔を前に向けるとなお良い。脊柱変形の強い高齢者には背筋運動よりもさらに簡便で、背筋力増強、姿勢改善、骨折予防などの効果が期待できる。ともかく、赤児は腰痛対策のお手本なのである。

この頃、椅子がなくても床上の座位が安定してくる（図 5.6）。

■立ち上がり動作

四つん這いができるようになると、移動範囲、移動速度が急激に増える。1日

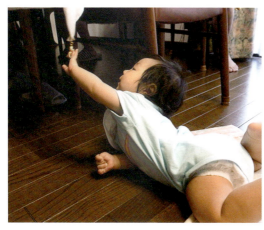 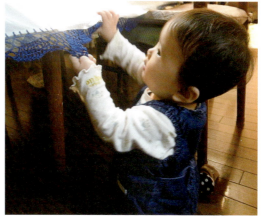

(a) 這っていき、つかまりたがる。（生後 6 か月以降）　　(b) 四つん這いから中腰でつかまる。（生後 10 か月）

図 5.7

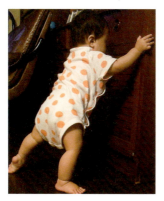 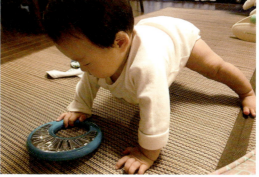

(a) 這っていき、つかまり立ちをする。（生後 10 か月）　　(b) 膝を伸ばし尻を持ち上げると高這いである。（生後 10 か月）

図 5.8

中動き回り、いろいろなものに興味をもってつかまりたがる。始めのうちは、片手でつかまったりするが、繰り返す中に両手でつかまるようになる（図 5.7）。両膝立ちで中腰の状態にもなり、繰り返す。つかまり立ちの一歩手前である。一方、四つん這いから両膝を伸ばす高這いの姿勢を会得していく（図 5.8）。膝は片方ずつでなく両方同時に伸ばす。四つん這いからのつかまり立ち、あるいは高這いか

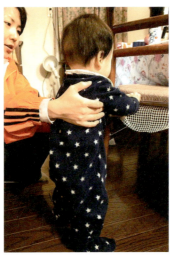

(a) 支えていればすでに生後 7 か月で立てるようになる。

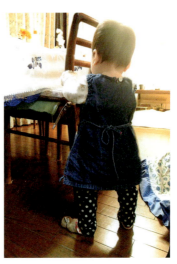

(b) ハイハイつかまり立ちが上手になる。（生後 10 か月）

図 5.9

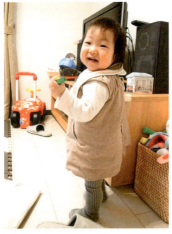

(a) 独り立ち。（生後 10 か月から 1 歳）

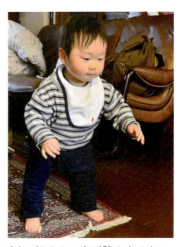

(b) 初めの一歩が踏み出せない。（生後 1 歳）

図 5.10

らの立ち上がりのコツを身につけると、失敗を重ねつつ1日中立ち上がり動作を繰り返す（図5.9）。座位、四つん這いの時期に比べて、視界が圧倒的に広がる。ここに、ヒトが二足歩行を始めた起源があると言われる。

支えられてのつかまり立ちはすでに生後7か月頃からであるが、自力でのつかまり立ちは生後10か月頃となる（図5.9）。つかまって立っても下肢の筋力が十分でないと身体を支えることができない。手を放すと直ぐ転んでしまう。毎日立ったり、転んだりを繰り返すうちに手を放して立てるようになる。生後1歳前後である（図5.10（a））。

さて、ようやく立ち上がっても歩き出しの1歩がここまで以上に大変である。つかまらずに片足を挙げて立位のバランスをとるのが難しく、立ち往生する（図5.10（b））。赤児はつかまって足踏みのような気の利いたことはできない。

■**歩行動作**

この頃になると、カタカタのおもちゃ手押し車が役に立つ。片足立ちはできなくても手押し車が前に進むため足が出る。また手押し車が支えとなり安定して立位、歩行始めのコツをつかみやすい（図5.11）。

歩行不安定となった高齢者が押すバギーは同様の働きをする（図5.12）。体幹の変形、筋力の衰えからの不安定性が赤児と共通する。高齢者は安全優先が第一である。バギーは押す方がよい人と、引く方のバランスが良いとする人がいる。

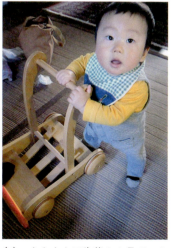

(a) カタカタに生後9か月でつかまり立ちできるが、

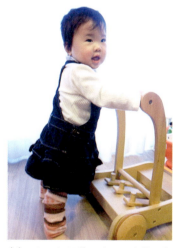

(b) しっかり動かすのは生後1年である。

図5.11

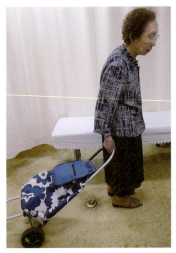
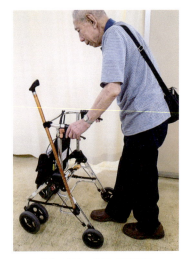

(a) バギーを引く高齢者　　　　(b) バギーを押す高齢者

図 5.12

■椅子の上り下り

　歩き始めると急激に視野が開け、いろいろなものに興味を持つようになり、著しく成長していく。毎日の繰り返し運動で歩行ができるようになると次の段階に進む。ソファ、椅子に上ろうとする。高いところに上がろうとする動作も本能なのであろう。実にうまく手、足を使いしがみついてよじ登る。（図 5.13）初めはうまくいかない。あきもせず繰り返すうちにコツを習得する。さらに何回も何回も繰り返すうちに早くできるようになり、その動作を自分の流儀にしてしまう。椅子に上ると、クルッと向きを変えて座る。座って遊んだ後、降りる時には、クルッと向きを変えて後ろ向きに滑り降りる。実に見事（図 5.14）。この所作は安全、安心、安定しており、非常に大事である。基本となる点は、上る時も下る時も重い頭が膝よりも必ず前にあることである。この姿勢はすべての動作の開始時の基本姿勢であるが、すでにこの時期に身につけているから驚きである。

■階段の上り下り

　椅子の上り下りの動作に慣れてくると次は階段である。上る要領は椅子と同じで、1段上ってはずり落ちを何回も何回も繰り返す。何日か経つと 2 段目が可能となり次第に 3、4 段となる。しかし、降りる方は簡単にはいかない。不安があるためであろうが、上まで行くと降りてこられない。下りは後ろ向きに降りる（図 5.15）。這いつくばっているから安全である。椅子から降りる時と同じで、お

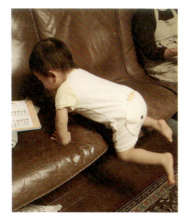 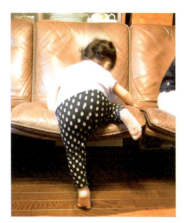

図 5.13　椅子に前からよじ上る。（生後 1 歳 6 か月）

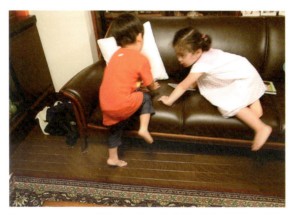

図 5.14　椅子から降りるときは必ず後ろ向きである。（生後 1 歳 6 か月）

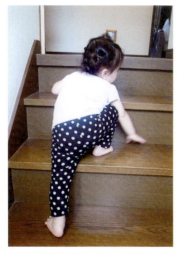 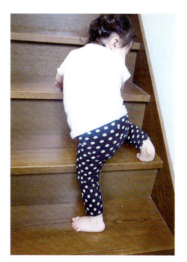

(a) 階段は一段ずつ這い上がる。（生後 1 歳 6 か月）
(b) 下りも 1 段ずつ後ろ向きに降りる。（生後 1 歳 6 か月）

図 5.15

そるおそる下りの動作を繰り返し、次第に速く上り下りができるようになる。前向きに降りられるようになるのはさらに1年後である。高齢者で足腰不自由な方は、赤児の後ろ向きの下り方を身につけることが安全で安定している。

■**動く時の基本動作「頭は膝の前」**

ともかく、独り立ちできるようになると歩行はままならなくとも1歳半頃までに立ち居がスムースにできるようになる。つかまらなくとも中腰から立てるようになり、屈むことができるようになり、しゃがんでいることもできるようになる（図5.16）。動く時は常に「頭は膝の前」の基本動作を厳守している。

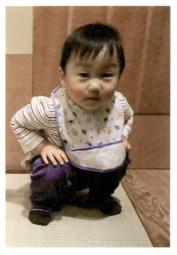 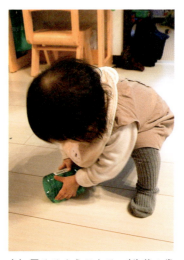

(a) 歩行できるようになってからしゃがむことができる。（生後1歳6か月）

(b) 屈めるようになる。（生後1歳2か月）

図5.16

ところで、歩行の上達は、生後1年間立ち上がるまでの目に見えるような早さではない。頭が重く、身体の保持能力の弱い赤児にとって、二足歩行は非常に難しいのである。歩行能力は遅々として向上しない。

屋内でも1歳半頃までは、歩くより四つん這いの方がはるかに速い（図5.17(a)）。本能で安全を選ぶのであろう。前述のように、その延長線上に椅子の上り降り、階段の上り下りがある。屋外では、歩き始めると徐々ではあるが日に日に力がついてくる。3歳頃まで長距離はバギー移動となる（図5.17(b)）。介護老人の車椅子移動と同じことであるが、歩行能力の向上と減衰に違いがある。高齢者は、車椅子の乗り降りを自らできるように努めてもらいたい。この時も「頭は

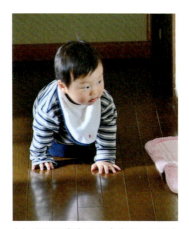 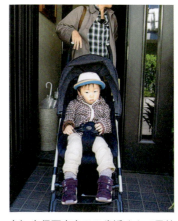

(a) 歩行不安定の1歳半頃まで屋内は四つん這いの方が速い。　(b) 歩行不安定の3歳近くまで屋外長距離はベビーカーに頼る。

図 5.17

膝の前」である。

　赤児は成長して次第に自主性が芽生え幼児期へと移行していく。

5-2　ヒトはなぜ赤児の会得したコツを捨てるのか

　出生後、歩行するまでの乳児期に、赤児のすべての動作は本能によりそのコツをつかみ、何千回、何万回も繰り返すことで身につけていく。しかし、二足歩行を始める時期に入ると、次第にヒトはすべての動作で本能より主として興味から動作のコツを捉まえるようになり、無限に繰り返すうちに自分なりのものにする。見て真似るのも大事な学習方法である。幼児期以降、すべての動作がヒトに共通した定まったものではなくなるのである。すなわち、箸の持ち方、字の書き方、歩き方、すべての動作は我流で習得するということになる。日常生活の動作すべてが然り、スポーツにおけるプレイがその最たるものである。

　自然界にあって人間の動きは、複雑、多岐、多種、多様であり、学習することばかり多く、毎日が忙しく巡っていく。そのような状況にあると、ヒトは本能で身につけた動作を簡略化するようになる。巣立ちする前の鳥がする羽ばたき練習を巣立ち後、全くしなくなるように、ヒトは歩行までの基本動作を全くしなくなる。スクッと立ち上がり歩く。ひとたびショートカットの動作を身につけると基本動作には戻る必要がなくなるのであろう。

　しかし、二足歩行のヒトには限界がある。ハンディキャップのある状態、すなわち腰痛等の不健康状態、高齢者にはショートカットの動作は負担となる。赤児

の基本動作に戻ることがはるかに安心・安全であることをすっかり忘れてしまっている。本章は、そのような時、赤児に戻りませんかと提案しているのである。

ここで、赤児の会得したコツをなぜヒトは捨てるかについて、参考になる解説がある。

「真人の息は踵を以てし、衆人の息は喉を以てす」

「真人とはどういうものか」という問いに対する荘子の答えの一部である。「昔の真人」（道理を悟った人）の境地を象徴するものとして、荘子は深々とした息の仕方を挙げる。衆人の息の仕方は喉でするように浅い。これとは対照的に、真人の息は踵から吸って息を全身に行き渡らせたあとに、再び踵からゆっくりと吐き出していく、深く静かな呼吸である。踵で呼吸しているように感じられるためには、からだに力みがなく、全身がリラックスしている必要がある。赤児の体は無駄な力みがないので、息が深く、一息ごとに全身が息のリズムで波を打っている。こうした自然の深い息を通常の人間は年を経るごとに失っていき、徐々に浅い息になり、浮足立ってくる。踵を通して息をするイメージで呼吸をしてみることで、小さなことでくよくよしない、ゆったりとした真人の心持ちに近づくことができる。

すなわち、ポイントは呼吸法である。赤児は、泣いていっぱい息を吐き出してから、いっぱい息を吸い込む。深く息を吸って体中に息を巡らせるために思いきり泣くのである。赤児は、歩くようになると、力みが入ってくるから、通常の呼吸も息が浅くなり、思いきり泣くようなことはなくなる。呼吸法の変化とともに本能で身に付けた動作は消えてゆくのであろう。これを取り戻すのがヨガであり、太極拳の呼吸法である気功であり、近年、注目されているマインドフルネスである。それによって真人の呼吸法に近づこうとするわけである。

終わりに、赤児と高齢者の活動度を図示する（図2.5参照）。出生後、赤児は、神から与えられた本能の命ずるまま無限に繰り返す自動運動により、二足歩行を獲得し、上肢の活動が可能となる。乳幼児期、学童期、思春期、青年期、成人期、壮年期で活動し、40歳を過ぎるとサルコペニア（筋肉量、筋力の低下）が始まり、60歳を過ぎると目立つようになる。老年期である。乳幼児期と老年期は勾配に差があるが対照的である。高齢になったら赤児の行動を思い出すと安全に過ごせる。何よりも健康寿命を生命寿命に近づけることが現実の課題である。ヒトは動物、すなわち動くものである。最後まで動くのが宿命なのである。

参考文献

1) Akil, H., Mayer, D. J., Liebeskind, J. C.：Antagonist of stimulation-produced analgesia by naloxone, narcoticantagonist, *Science* **191**（4230）, 961-2, 1976. Mar.
2) NHKスペシャル「シリーズ　キラーストレス」第2回（www.nhk.or.jp/special/Stress02htlm）
3) Kikuchi S.：New concept for backache：Biopsychosocial pain syndrome, *Eur Spine J.* **17**（Supp. l4）, S421-427, 2008
4) 半場道子：慢性疼痛と辺縁系, 新薬と臨床 **59**, S11-20, 2010
5) Apkarian, V.：NHKスペシャル病の起源3、腰痛（https//www.nhk-ondemand jp/goods/G2011034634SA000/）
6) Belloc, N. B., Breslow, L.：*Prev. Med.* **1**（3）, 409-21, 1972
7) 日本整形外科学会医療システム検討委員会：整形外科医のための保険診療 基礎知識　医業類似行為関連 Q & A、1-25、2006
8) 日本整形外科学会、日本腰痛学会監修：腰痛診療ガイドライン、南江堂、東京、1-73、2012
9) Rasmussen, P. V., *et al.*：Symptoms and signs in patients with suspected neuropathic, *Pain.* **110**（1-2）, 461-469, 2004
10) Kellgren, L. H.：A preliminary account of reffered pain arising from muscle, *The British Medical Journal*, 325-327, 1938. 12
11) Feinstein, B., *et al.*：experiments on pain reffered from deep sdmatic tissues, *JBJS Am.* **36**, 981-997, 1954
12) Smyth, G. W., Robinson, R. A.：*J. Bone Joint Surg. Am.* **40A**（3）, 607-24, 1958
13) 河村禎視：腰部椎間板ヘルニアにおける後縦靭帯の意義、中部整災誌 **3**（2）、1960
14) 中川一刀：脊椎分離症・すべり症の発痛機序に関する臨床的研究、日整会誌 **44**（2）、99-116、1970
15) 博田節夫：AKA関節運動学的アプローチ博田法、医歯薬出版、2007
16) 片田重彦ほか：仙腸関節機能障害　AKA－博田法による診断と治療、南江堂、2014
17) 小野啓郎監修：目で見る腰痛、武田薬品工業、大阪、1975
18) Martyn, S.：On the physiological meaning of inframmary pain,. *Br. Med. J.* **2**, 296-298, 1864
19) 三木健司、史賢林、行岡正雄：運動器慢性疼痛に対するノイロトロピンとプレガバリンの併用療法、*Pharma Medica* **32**（5）, 99-103, 2014
20) 三木健司：第11回慢性運動器疼痛治療薬の使用法、日本リウマチ財団ニュース、136、2016
21) 菊地臣一和訳監修：慢性非特異的腰痛管理－ヨーロピアンガイドライン－、コンテント・エ

ド・ネット、東京、2008
22) Iyengar, G. S. 監修・Noriko Enslin、月原綾子訳：Yoga in Action PRELIMINARY COURSE（初めて出会うヨガ イン アクション）、保育出版社、大阪、2008
23) 楊名時、渋谷麻紗：50才からの楊名時健康太極拳、海竜社、東京、41頁、2011
24) 仲田和正ほか：高齢者の姿勢、別冊整形外科、**12**、141-147、1987
25) 戸山芳昭ほか：骨粗鬆症に伴う脊椎圧迫骨折と脊柱変形、別冊整形外科、**12**、7-13、1987
26) 井樋栄二：中高齢者にみられる脊柱変形の機序と対策、第26回日本臨床整形外科学会学術集会富士山セミナー、2013. 7. 15
27) 小沢浩司：高齢者の感覚障害；慢性疼痛を中心に、各論（3）骨粗鬆症・脊柱変形による腰背部痛、公益財団法人長寿科学振興財団、平成27年度業績集、愛知、2016
28) 道川武紘：地域在住の高齢者の健康〜運動器、感覚器の視点から〜、第104回慶応義塾大学医学部生涯教育研修セミナー、2014. 10
29) 鈴木信正：日本人における姿勢の測定分類に関する研究、日整会誌 **52**、471-492、1978
30) 金村徳相、今釜史郎：特集変性腰椎の治療戦略Ⅰ、日本人の脊柱アライメント、胸椎から骨盤までの日本人の立位アライメントとその基準値、関節外科 **28**（5）、10-28、2009
31) 篠原幸人、上月正博、佐々木正：スポーツ・運動療法はどこまで有効か（座談会）、成人病と生活習慣病 **46**（6）、646-670、2016
32) Rosenburg, I. H.：Summary Comment, *Am. J. Clin. Nutr.* **50**, 1231-1233, 1989
33) 山田陽介、山形恵美、木村みさか：フレイルティ＆サルコペニアと介護予防、京府医誌 **121**（10）535-547、2012
34) 原田敦：虚弱（フレイル）とロコモ、日本医師会雑誌 **144**（1）生涯教育シリーズ88、293-295、2015
35) 菊地臣一：腰椎背筋群におけるコンパートメント症候群の病態と治療、リハビリテーション医学 **32**（8）、531、1995
36) 奥脇透：肉離れの発生要因と治癒予測、*Sports medicine* **88**、6-14、2007
37) 荒井秀典：メタボリックシンドロームとロコモ、日本医師会雑誌 **144**（1）生涯教育シリーズ88、288-290、2015
38) 高橋弦：椎間板性腰痛の「痛みの構成」、*J. Spine Research* **2**（6）、1045-1050、2011
39) Ohtori S. *et al.*：Sensory innervation of the dorsal portion of the lumbar intervertebral disc in rats, *Spine* **24**（22）, 2295-2299, 1999
40) 高橋和久：日本腰痛学会雑誌 **14**（1）、45-49、2008
41) Goldwaith, J. E.：The lumbosacral articulation：an explanation of many cases of "lumbago", "sciatica" and "paraplegia", *Boston Med. Surg. J.* **164**（2）, 53-60, 1911
42) 山口義臣：日本整形外科学会雑誌 **28**（1）, 25-36, 1954
43) 野間清邦：日本人仙腸関節の外科的局所解剖学的研究、日整会誌 **29**（4）、377-406、1955
44) 仲川富雄：日本人仙腸関節および近接域の神経細末の分布に関する研究、日整会誌 **40**（4）、419-430、1966

45）片田重彦：AKA－博田法の理論を考える、日本関節運動学的アプローチ医学会 **12**、29-34、2011
46）Kapandji, I. A.：The Physiology of the Joint, Volume Three, the Trunk and the Vertebral Column, Churchill Livingstone London, 1974
47）Kapandji, I. A., 塩田悦仁訳：カパンジー機能解剖学 Ⅲ脊椎・体幹・頭部、医歯薬出版、東京、2007
48）村上栄一：仙腸関節の痛み、南江堂、1-156、2014
49）森本忠嗣、馬渡正明：Hip-spine syndrome の生体力学的機序と影響、日本医事新報、No. 4634、58、2013. 2
50）木村裕章：https://medicalnote.jp/contents/150730-000006-AWWEJH, 2014
51）Feindel, W.：Hetal Pain Sensibility in Deep Somatic Structures, Montefiore, Medical Library, 113-116, 1948
52）Quintner, J. L., Cohen, M. L.：Myofascial Pain Management, 1997（http://www.pain-education.Comm/reffered pain.html）
53）Bennet, R.：Myofasccial pain syndromes and evaluation, *Best Plactice & Research Clinical Rheumatiology* **21**（3）, 427-445, 2007
54）菅原幸子、田中守：炎症性疼痛疾患へのNSAIDs経皮吸収型貼付薬の有用性、Medical Tribune、2000. 9. 28
55）青柳幸利：やってはいけないウォーキング、SBクリエイティブ、東京、2016
56）Anderson, B. 著、堀居昭訳：ボブ・アンダーソンのストレッチング、ブックハウス・エイチディィ、東京、1983

おわりに

　脊椎手術を積極的に実施している大学病院・大病院に勤務していると、腰痛のうち red flag、神経症状を伴う手術対象が多いと感じてしまう。

　実際には、全国の「腰痛」有愁訴者数 1,200 万人のうち、手術件数は全体の 5％を超えることはありえない。このジャンルは器質的障害である。red flag、神経症状を伴う腰痛を除く残りが「非特異的腰痛」で、ガイドラインの 85％よりはるかに高いことになる。このジャンルは器質的障害でないことが一般医に認識されてきた。大病院の腰痛対象の理学療法は廃止され、非特異的腰痛の患者さんは一般に医療の恩恵を受けにくい。しかし、腰痛の程度によらず「しのぎ方」、「ふせぎ方」を患者さんに身につけてもらうことはできる。本書で述べたこれらの方法は術前、術後にも活用していただきたい。

　筆者は 10 数年前、介護の実地研修で、座ったまま立とうとしない患者を両手指 1 本で立たせる介助の場を経験した。腰痛患者の立ち方の極意だと直感した。多くの腰痛患者は立ち居がつらいのである。その後、外来で非常に有用であることを確認した。車椅子で来院する患者の家族にも教えて感謝された。さらに、介助するより本人にやらせればよいのである。ポイントは「頭を膝の前に置く」ことである。分かりやすく言えば、ジャンプ台からの高梨沙羅選手の跳び出し方である。ついでに、ほとんどのスポーツのスタートの姿勢が共通する。

　3 人の赤児を数年間観察し続けた。生れ出てから歩き出すまでの動き方は誰も教えていない。神から与えられた本能である。例外なく獲得することは驚嘆に値する。彼らは腰痛対策すべての優等生である。大人はなぜできなくなるかは文中に記した。高齢者は日常に赤児の動作を取り入れていただきたい。

　仙腸関節への注目は、椎間関節由来では解決しない症例に多々めぐり合わせたためである。関節の「ゆるみの位置」と「しまりの位置」は、スポーツの各種競技のプレイの理解に役立つ。ことに仙腸関節は大方のスポーツのスタート時に使われるもので、しまりの位置でないとスタートできない。「関節の遊び」「関節の機能異常」は仙腸関節機能異常に対する治療法に入る上で、必須の基礎知識である。

ヨガに興味を持ったのは、古来から続いている秘訣は何か、ストレッチとはどのような関係か、ヨガはサルコペニアの進行を止められるか等の故である。ヨガから正しい立ち居、座位をとり続けることは至難の業であることを教わった。壁が教師であり、床が教師であるという。修行を重ねることで正しい姿勢を四六時中意識できるようになる。ゴールは無限である。ヨガの正しい立ち居の基本は仙腸関節のしまりの位置であり、正しい座位も仙腸関節はしまりの位置である。すなわち、日常、仙腸関節をしまりの位置に保ち続けることがいかに難しいかが分かる。

　腰痛の「しのぎ方」「ふせぎ方」の基本は、日常生活で動き始める時、すべてのスポーツでスタートする時、いずれも「仙腸関節のしまりの位置」を身につけることで共通している。すなわち、動き始めに必ず頭を膝の前に置くことであり、腰椎前彎を保持しようとする姿勢である。すべての赤児が身につけている動作である。
　姿勢については、就業中の前傾・前屈の不良姿勢を続けないことが最重要課題である。高齢者にあっては前傾（腰椎前彎減）をいかに防ぐかが課題である。

　戦時中に外傷以外の腰痛は皆無であろう。緊急時に今日のような腰痛は発現しない。平和時に腰痛が多いことは社会に重積するストレスの影響を無視できない。腰痛に限らず、一般疼痛の発現にストレスがどのように関与しているか、その解決策としてのコーピングの作用機序についても明らかになることが望まれる。また別の角度からプラセボ―効果のからくりをもっと極めたい。

佐々木　正

筆者が作成した小冊子『腰痛のしのぎ方ふせぎ方』やパンフレット『基本のストレッチ体操』に興味のある方は、
tsxsasaki@gmail.com
までご連絡下さい。

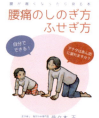
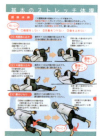

著者略歴
佐々木　正（ささき・ただし）　1937年生

1963年　慶應義塾大学医学部卒業
1964年　慶應義塾大学医学部整形外科学教室入局
1972年　東京都済生会中央病院整形外科副医長
1976年～1982年　慶應義塾大学医学部兼任講師
1977年～1982年　川崎市立川崎病院整形外科医長
1982年～2016年　佐々木整形外科院長
1993年～1998年　杏林大学非常勤講師
2016年4月　東京都保健医療公社大久保病院（非常勤）
　　同　　医療法人社団慶洋会ケイアイクリニック（非常勤）

資格・免許
1964年　医師免許取得
1971年　医学博士学位取得

認定資格
整形外科専門医
日本整形外科学会認定
　スポーツ医　　　リウマチ医
　脊椎脊髄病医　　運動リハビリテーション医
日本医師会認定産業医
リウマチ財団登録医

著書（分担執筆）
脊椎の外科：医学書院、1981年
現代外科手術学大系　15A　脊椎・脊髄の手術　四肢の手術Ⅰ：中山書店、1983年
臨床Ｘ線写真診断学大系　骨・関—Ⅰ　脊椎Ⅰ　頸椎：新聞月報社、1984年
手技と処置：日経メディカル、1989年

非特異的腰痛とは何か？
―― Primary Care 以前に知っておきたいこと

2017年5月30日　初版発行

著作者	佐々木　正	ⓒ 2017

発行所　丸善プラネット株式会社
　　　　〒101-0051　東京都千代田区神田神保町二丁目17番
　　　　電話（03）3512-8516
　　　　http://planet.maruzen.co.jp/

発売所　丸善出版株式会社
　　　　〒101-0051　東京都千代田区神田神保町二丁目17番
　　　　電話（03）3512-3256
　　　　http://pub.maruzen.co.jp/

イラスト：ネム
組版：株式会社 明昌堂　印刷・製本：大日本印刷株式会社

ISBN 978-4-86345-333-3　C 3047

本書の全部または一部を無断で転写及び複写複製（コピー）することは、著作権法上での例外を除き禁じられています。インターネット、モバイルなどの電子メディアにおける無断転載などもこれに準じます。